大都會文化
METROPOLITAN CULTURE

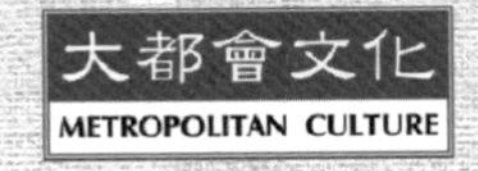
大都會文化
METROPOLITAN CULTURE

做自己的旁觀者

用禪的智慧自我療癒

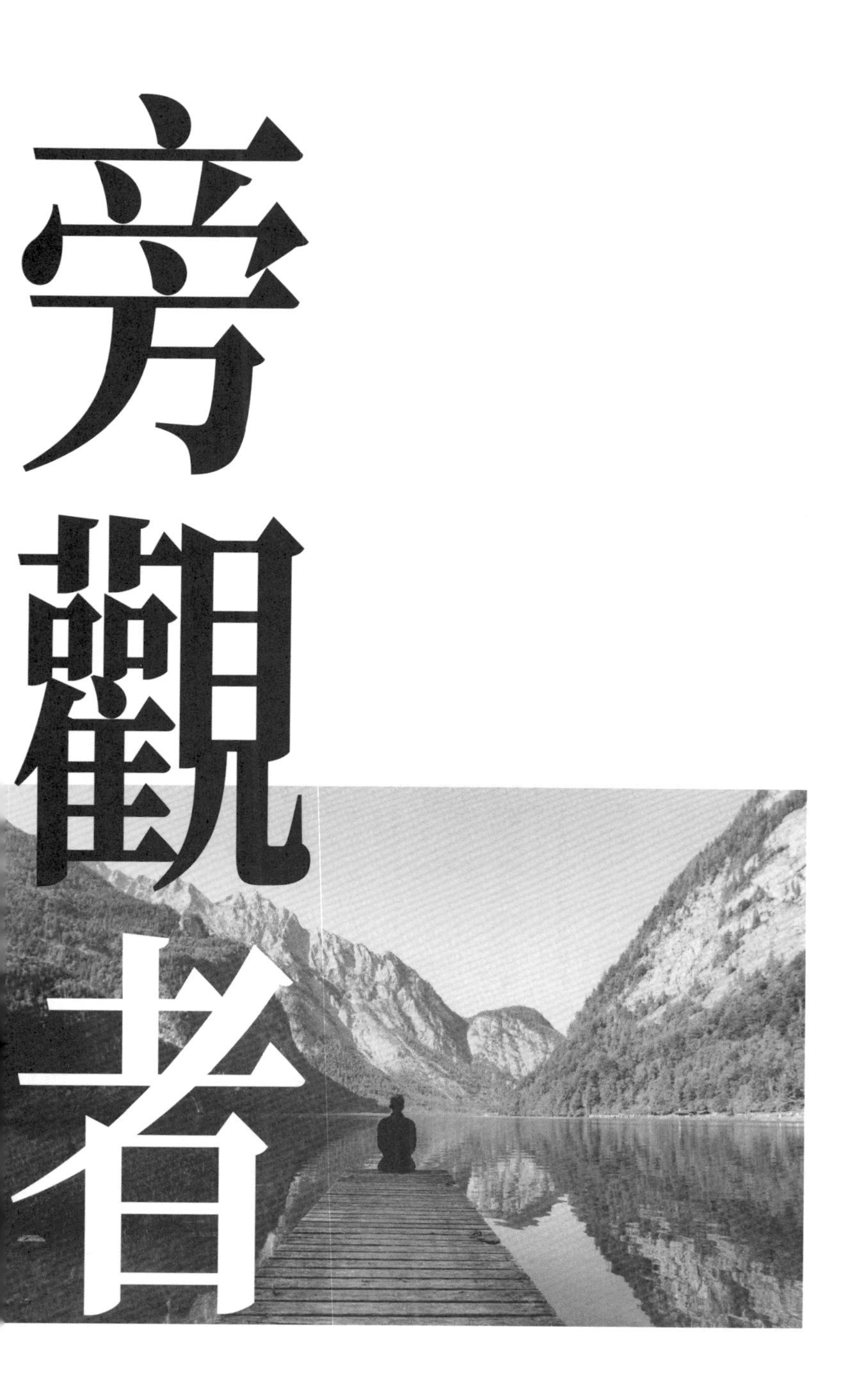

包祖曉 醫學博士◎著

致謝

在此，我謹向我的母親池玉香和已故的父親包汝省表示感謝，

感謝你們不僅給了我生命，還教會我如何喚醒敬畏和真誠地生活。

我想向妻子張麗和女兒包靜怡表示感謝，感謝你們的陪伴和寬容。

我想向我的來訪者表示感謝，感謝你們的信任，在你們「療癒生命」的同時，

我的生命也在不斷地被療癒，沒有你們提供的臨床資料，我無法完成此書。

我想感謝浙江省台州醫院心理衛生科的虞安娜，感謝您協助整理文稿。

我想感謝台州醫院心理衛生科的陳寶君、李燕、何聰聰以及中醫科的何貴平，

感謝你們提供寶貴的意見。

最後，向所有幫助過我的人表示感謝。

做自己的旁觀者

Contents

做自己的旁觀者

Contents

做自己的旁觀者

Contents

前言

我們生活在一個艱難的時代，本以為科學和技術的進步會帶來安逸、舒適和幸福，然而事實卻並非如此簡單。我們的經濟建立在持續發展和擴張的基礎之上；我們最大限度地開採使用可以獲取的各種資源；我們擁有越來越多的個人財產和可供消費的商品，以及無數可供炫耀的技術成果。但是，我們仍然未能達到那種永久快樂的狀態，而且很可能今後也無法享受到這種幸福和快樂。即使我們在某一天體驗到了快樂和幸福，但就在第二天，我們又會認識到，我們的絕望和自我挫敗感沒有減少的傾向。

生命是一場冒險旅程，無論是專注於出人頭地、拼命地積累物質財富、忙於消費和娛樂，或者是忙於養生保健，我們都逃避不了死亡、無意義、孤獨、自由和限制等基本的生命命題。如果我們想要「療癒生命」，就必須深入人的「存有」困境。

醫療上的景象亦是如此。如今，現代醫療不斷展現出近乎神奇的技巧和力量，令許多外行人感到驚奇。可是，在這同時，許多人對現代醫學感到不安。批評者認為現代醫療技術建立在實用和效果的考量上，而醫學的內在卻「缺乏靈魂」，很可能會帶來喪失人性的詛咒。

於是，有人從各種幸福哲學、養生書籍和大師身上尋求慰藉，希望借此應對「人固有一死」的恐懼；有人從追求物質財富、權力和時尚中確立自己的「存在感」，希望借此逃避生命本身的「無意義」；有人靠不停地忙碌、工作、從眾、應酬來充實生活，希望借此來逃避內心的「孤獨」和「存有自由」；有人不斷用藥物控制自己的焦慮、抑鬱、失眠等心理痛苦及各種軀體不適，借此麻痺自己的軀體與心靈的感受，避免讓自己直接面對「存有」困境的痛苦……。

德國精神科醫生曼弗雷德．呂茨提出：「在這個世界上，其實沒有精神分裂症，沒有抑鬱症，沒有成癮症——有的只是承受著各種不同痛苦現象的人」。存在主義心理治療家歐文．D．亞隆提出：「如果我們專心思考我們活著（即我們在世界上存在）這個事實，並且盡力把那些讓人分心的、瑣屑的事物置於一邊，嘗試去認真考慮導致焦慮的真正根源，我們便開始觸及某些基本主題：死亡、無意義、孤獨和自由。」

作為精神／心理衛生科醫生，作者對這些觀點深表贊同。例如：許多以失眠（尤其入睡困難）焦慮為主訴的求治者，其潛意識中蟄伏著深深的「死亡恐懼」或「無意義感」；那些抑鬱症患者們，他們感觸到了這個社會沒有出路的負罪感、實在的壓迫感和絕望感，而我們這些「健康人」卻在懸崖上翩翩起舞，對所有真正重要的問題視而不見，還以為這是正常的；那些把「今日不搏何時搏」貼在腦門上的成功人士，在患了心理患疾之後，才會卸下所有的面具，直視自我、流露真情；至於那些打著「人生得意須盡歡」的幌子放縱自己的癮君子們，他們依賴的並非是酒、性或者藥品本身，而是一個不會讓他們難堪，不會輕視、傷害他們，能讓他們陶醉在迷狂中的世界……

可以說，生命是一場冒險的旅行，無論是專注於出人頭地、拼命地積累物質財富、忙於消費和娛樂，或者是忙於養生保健，我們都逃避不了死亡、無意義、孤獨、自由和限制等基本的生命主題。如果我們想要「療癒生命」，就必須深入人的「存有」困境。而這恰恰是「禪學」的核心主題。

有鑑於此，作者以自己長期的臨床實踐為依據，在整理大量國內外文獻和臨床經驗的基礎上，撰寫《做自己的旁觀者：用禪的智慧自我療癒》。該書對生命旅程中的「存有」困境及錯誤處理方式進行了系統的分析與論證，從存在主義哲學和心理學角度深入分析了心理患疾和軀體疾病背後的「存有」原因；深入論述了禪學對生命「存有」困境的認識、現代心理療癒系統中的禪學智慧以及修禪療癒生命的原理；從接納、停頓、專注、旁觀、愛等方面對修禪的基本要素及方法作了詳盡的介紹，對運用禪學智慧療癒心理患疾進行了系統總結，並附「運用禪學智慧療癒生命」的典型案例。

對部分人來說，這是一本令人不舒服的書，因為它剝奪了人在面對「存有」困境時，把權力、奮進、時尚、合群、疾病等當成藉口的機會。儘管如此，作者仍然相信，會有越來越多的人願意把這本書當成行路的指南。

本書內容雅俗共賞，不僅是寫給正在遭受各種痛苦折磨並準備要「療癒」的人看的（尤其適合患有各種心理患疾以及慢性軀體疾病的人）；還可供健康保健人員、臨床醫護人員、精神

／心理衛生工作者閱讀和使用；對於找不到「存在感」和「意義感」的普通人群、高「壓力」人群，閱讀本書具有醍醐灌頂的作用，能幫助他們早日認清生命的實相，帶著敬畏感過真誠的生活。

此外，本書與《喚醒身體的自癒力：用禪的智慧幫你找回心中的平靜》以及《與自己和解：包祖曉醫師教你換位思考，重新擁抱自己，找回身心靈的平靜與健康》。互為「禪療三部曲」，內容互補而不重疊，有興趣的讀者可相互參考。

Chapter 1

生命旅程中的「存有」困境

我在哪裡？我是誰？
我怎麼會在這兒？
這個叫「世界」的東西到底是什麼？
我是怎麼來到這世界上的？
為什麼沒有人先問過我的意思？
如果我是被迫參加演出的，
導演在哪兒？我要見他。

——齊克果

生命旅程的實相

我們的本質就像夢的本質一樣，我們短促的一生不過是一場睡眠。

——莎士比亞

齊克果提出：「我們從來不曾擁有自由」。從存在主義哲學的角度看，這一觀點無疑是正確的。因為，我們的「存在」帶著一種被遺棄感：我們不能選擇什麼時候來到這個世界上，不能選擇出生的人種、國籍和家庭，不能選擇長相和智商。當這些都不能選擇的時候，某種程度上，我們也不能選擇未來的生活與最終的命運。換句話說，我們是「被迫」來到這個世界上的。

存在主義心理學家科克J．施奈德經常向人們提出如下比喻：

如果我告訴你，你將要進行一次「偉大的冒險」，你將要為這次冒險而得到所有的裝備——食物、帳篷、衣服，那你會怎麼想呢？

如果我進一步告訴你，你將在這次旅行中體驗到宇宙令人恐怖和驚異之處，一路上將要遇到一大批各式各樣的存在物（beings）——人類的和非人類的，每天你都會有機會對一種全新的生活方式感到驚異、受其觸動和產生遐想，那你又會怎麼想呢？

而最後，也是真正關鍵的：如果我告訴你，你要花費大約八十年的時間來完成這次旅行，在大約八十年之後，要進行一次更令人著迷的和更不可思議的旅行，那你又會怎麼想呢？

如果把這三個比喻代入我們自己的人生，難免使人產生毛骨悚然之感，但這是生命旅程中無法逃避的「存有」困境。《薛西弗斯神話》曾對這種人生困境進行了深刻的描寫：

薛西弗斯是科林斯的建立者和國王。他甚至一度綁架了死神，讓世間沒有了死亡。最後，薛西弗斯觸犯了眾神，諸神為了懲罰薛西弗斯，便要求他把一塊巨石推上山頂，而由於那巨石太重了，每每未上山頂就又滾下山去，前功盡棄，於是他就不斷重複、永無止境地做這件事——諸神認為再也沒有比進行這種無效無望的勞動更為嚴厲的懲罰了。薛西弗斯的生命就在這樣一件無效又無望的勞作當中慢慢消耗殆盡。

齊克果對人類的「存有」困境也提出了相似的論述：

無論一代人可能從另一代人身上學到什麼，從根本上說，沒有哪一代人可以真正地從其先輩那裡學到什麼……，因此，沒有哪一代人從另一代人那裡學會如何去愛，沒有哪一代人是從其他點上開始而不是從頭開始，沒有哪一代人比他前一代的人所被分派的任務更少一些……。在這一點上，每一代人都是從原初開始的，他們與所有先前的每一代人所擁有的任務都相同，他們的任務也不會更深入，除非先前的這一代人逃避了屬於他們的任務並哄騙他們自己。

可以看出，從「存在」的角度看，人生不僅是一場終點明確——死亡的冒險旅行，而且是孤獨的旅行，旅途中還要忍受各種責任的限制、人際關係的困擾、疾病的折磨、意義感缺失等痛苦，難以自由地、幸福地享受旅途風景。下面借電影《七宗罪》中「翠茜和沙摩賽關於懷孕的對白」來說明人們對生命旅程中這一實相的深深無奈：

沙摩賽：「我不知道……你是否找對人談。」

翠茜：「我恨這城市。」

沙摩賽：「我曾愛過一個人，我們形同夫妻，然後她懷孕了，那是好久以前的事，我記得那天早上去上班，那天跟平常完全沒兩樣，是我首次獲悉懷孕的事，我突然感到恐懼，頭一次那麼怕，我記得當時心裡想：怎能讓小孩在此出世？在這種爛地方長大？我告訴她我不想要，我用了好幾週時間逐漸勸服她。」

翠茜：「我想生小孩。」

沙摩賽：「我此刻能告訴你的是：我知道……我肯定當初沒下錯決定，但我畢生都在後悔，如果你不想留下孩子，如果你決定拿掉，千萬別告訴他你有孕，但若你選擇生下來，你就要盡力去愛護那小孩，我只能給你這忠告。」

生命旅程中主要的「存有」困境

人僅僅是一棵蘆葦，是自然界中最虛弱無力的蘆葦，但是他卻又是一棵會思考的蘆葦。

——布萊茲・巴斯卡

在哲學和心理學領域，生命旅程中主要的「存有」困境涉及認識自己、死亡、自由與限制、孤獨和無意義等。從某種程度上可以說，整個人類歷史，不管文化、地域和人種方面有多大差異，均圍繞上述「存有」困境展開。

一、認識自己

認識自己，又稱「自我意識」，是人區別於動物的關鍵所在。在中國古代，老子說過，「知人者智，自知者明」。佛禪學中也把「我是誰」的問題當作生命的核心問題進行研究、參悟。莊子說，從前自己做夢，夢到自己是一隻翩翩飛舞的大蝴蝶，但究竟是自己做夢化為蝴蝶了呢？還是蝴蝶做夢化為自己了呢？這是不清楚的。馮之浚先生認為，認識自我的困難在於「我」之複雜，每個人身上都有四個「我」：一是公開的我，自己知道，別人也知道的部分；二是隱私的我，自己知道，別人不知道的部分；三是背後的我，自己不知道，別人知道的部分；四是潛在的我，自己不知道，別人也不知道的部分。

古希臘有一句名言就是「認識你自己」。西方神話中著名的斯芬克斯之謎也提示了「認識自己」之困難：

獅身人面獸斯芬克斯每天都在問過往的行人一個問題：「有一種動物，它在早晨的時間四條腿，在中午的時候兩條腿，在晚上的時候三條腿，這個動物是什麼呢？」過往的人答不上來，就被獅身人面獸吃掉了。年輕的伊底帕斯在路過的時候，說出了最終答案：「這個動物就是人。」斯芬克斯大叫了一聲，跑到懸崖邊跳了下去。

伊底帕斯儘管回答出了問題，但由於沒認清「我是誰？」，導致誤殺了生身父親，娶了親生母親為妻，最後只能把自己的眼睛弄瞎來懲罰自己。難怪德國著名詩人歌德提出：「人是一個糊塗的生物；他不知從何處來，往何處去；他對這個世界，而首先是對自己，所知甚少。」蘇格拉底也寫道：「智慧是唯一的善，無知是唯一的惡，其他東西都無關緊要，難道這就是最終結果嗎？認識你自己。」

電影《美夢成真》更是尖銳地提出了「認識自己」的重要性：「當一個人既不自知，也不接受自己所做的事，於是要永遠承擔後果。所以，地獄中人並不只是我們平日所想的十惡不赦，罪不可恕的大惡人，還有很多渾渾噩噩，不願接受因果的糊塗人。」

二、死亡

死亡是最顯而易見、最容易理解的「存有」困境。儘管我們現在存在，也不管我們身體多麼健康，總有一天，這種存在會終止。死亡將如期而至，絕無逃脫的可能。這是一個恐怖的實相，引起了人們巨大的恐懼。斯賓諾莎提出：「每一事物都在盡力維持自身的存在。」這種對死亡必然性的意識與繼續生存下去的願望之間的張力，構成了存在的一個核心衝突。

古今中外的哲學家、心理學家、醫學家、文學家、藝術家們從來沒有停止過對死亡的探討。例如，莎士比亞在《哈姆雷特》中就深入地論述了生死問題：

> 生存或毀滅，這是個必答之問題：是默默的忍受坎坷命運之無情打擊，還是與深如大海之無涯苦難奮然為敵，並將其克服。此二抉擇，究竟是哪個較崇高？
>
> 死即睡眠，它不過如此！倘若一眠能了結心靈之苦楚與肉體之百患，那麼，此結局是可盼的！死去，睡去……但在睡眠中可能有夢，啊，這就是個阻礙：當我們擺脫了此垂死之皮囊，在死之長眠中會有何夢來臨？它令我們躊躇，使我們心甘情願地承受長年之災，否則誰肯容忍人間之百般折磨，如暴君之政、驕者之傲、失戀之痛、法章之慢、貪官之侮、或庸民之辱，假如他能簡單的一刃了之？還有誰會肯去做牛做馬，終生疲於操勞，默默的忍受其苦其難，而不遠走高飛，飄於渺茫之境，倘若他不是因恐懼身後之事而使他猶豫不前？此境乃無人知曉之邦，

自古無返者。

莎士比亞繼續寫道：

誰願意負著這樣的重擔，在煩勞的生命的壓迫下呻吟流汗，倘不是因為懼怕不可知的死後，懼怕那從來不曾有一個旅人回來過的神秘之國，是它迷惑了我們的意志，使我們寧願忍受目前的磨折，不敢向我們所不知道的痛苦飛去？這樣，重重的顧慮使我們全變成了懦夫，決心的赤熱光彩，被審慎的思維蓋上了一層灰色，偉大的事業在這一種考慮之下，也會逆流而退，失去了行動的意義。

電影《美夢成真》中的男主角Chris，在面對自己心愛的小狗死亡的時候，心中萌生了恐懼、不捨的情緒。在自己的完全意識中面對自己的死亡時，Chris更是坦白地承認自己面對死亡時的恐懼，恐懼自己的消失（disappear）。

存在主義心理治療家歐文．D．亞隆在他的《直視驕陽》中記載了一位死亡恐懼病人的詩，表達了我們人類對死亡的深深恐懼和無奈：

死亡，四處彌散

它攫取著、推搡著、啃噬著我
無處可逃
我只能
痛苦地尖叫
瘋狂地哀嚎

死亡，在每一天裡若隱若現
我試著留下走過的足跡
興許這會有點用
我竭盡全力做到
全然活在每個當下

但死亡潛伏在黑暗之中
我所追尋的
這令人舒適的保護傘
如同包裹孩子的毛毯
在寂靜的寒夜裡

當恐懼來襲
它們就這樣完全被浸透

那時
將不再有我的存在
不再有一個我
能自然呼吸
能改過自新
能感受甜蜜的悲傷
而這難以忍受的喪失
竟無聲無息的逼近

死亡本來什麼也不是
死亡卻成了一切

三、自由與限制

沙特曾說過，人類是註定要受自由之苦的。亨利克．易卜生提出，自由是「我們最美好的財富」。科梅佳強調說，失去自由的代價要比人們所覺察到的大得多。他聲稱，因為自由是「一種進步的需要和一種生存的需要」。如果我們失去了我們的內在自由，我們就隨之失去自我方向和自主性，而這些正是把人類與機器人和電腦區分開來的特質。羅洛．梅甚至把自由作為心理治療目的：

心理治療的目的是使人獲得自由。盡可能地使人免除症狀，無論是像潰瘍這樣的生理症狀還是像嚴重羞怯這種心理症狀。要盡可能地使人免除成為工作狂的強迫行為，免除他們從兒童早期就習得的習慣性無助行為，或沒完沒了地選擇異性伴侶，而這些異性伴侶會引起持續的不快和持續的懲罰。

電影《逍遙騎士》中的兩個主角為了逃避麻木的生活，逃避看似自由實則處處受阻的現實，逃避虛偽的「衛道士」們敵意的側目，尋找夢想的自由。他們天真快樂地上路，伴隨著輕快的西部音樂，彷彿生命如風般美好而清新，卻被二流的汽車旅館拒之門外，露宿荒野，在夕陽無限美景之餘，一再地看到人類淒慘破敗的景象；他們虔誠地祈禱，以為信念真的可以將沙土變成穀糧，生活真的可以無拘無束地快樂，男女之間真的可以心無芥蒂的單純快樂；他們在遊行狂歡的隊伍後面隨性地張揚，卻被無理地抓進了牢獄；他們以大麻、酒精和迷幻藥來釋放對現實的不解，拯救對生活的希望。然而，主角Waytt反覆地對夥伴Billy說：「我們把一切都搞砸了」（We blew it.）。最後，這些無害而善良的人們被生活中那些所謂「正直」的「君子們」以道德的名義殺害。

電影《楚門的世界》也描寫了追求自由的不容易。楚門想去斐濟時，所感到的是來自工作、母親、妻子、朋友以及從小就被強加的思想（水的恐懼、飛機的不安全）等各方面的壓力。於是，他想追尋夢想的自由一次次被扼殺。最後，在自己的堅持下，他達到了「自由」的狀態，下面是楚門與創造者的對白：

楚門：你是誰？

創造者：我是創造者，創造了一個受萬眾歡迎的電視節目。

楚門：那麼，我是誰？

創造者：你就是那個節目的明星。

楚門：什麼都是假的？

創造者：你是真的，所以才有那麼多人看你……聽我的忠告，外面的世界跟我給你的世界一樣的虛假，一樣的謊言，一樣的欺詐。但在我的世界你什麼也不用怕，我比你更清楚你自己。

楚門：你無法在我的腦子裡裝攝影機。

創造者：你害怕，所以你不能走，楚門不要緊，我明白。我看了你的一生，你出生時我在看你；你學走路時，我在看你；你入學，我在看你；還有你掉第一顆牙齒那一幕。你不能離開，楚門你屬於這裡，跟我一起吧。……回答我，說句話……說話！你上了電視，正在向全世界轉播。

楚門：假如再也碰不到你……祝你早安、午安、晚安……

歐文．D．亞隆對「存在」意義上的「自由與限制」困境的論述更為精闢：有史以來，人類不是一直在渴望自由並為之奮鬥嗎？然而從終極層面來看，自由是與憂懼偶聯在一起的。在存在的意義上，「自由」意味著外部結構的空白。與日常經驗相反的是，人類並不是進入（和離開）一個擁有內在設計、高度結構化的宇宙。實際上，個體對他自己的世界、生活設計、選擇以及行為負有全部責任——也就是說，個體是自己世界的創造者。「自由」在這種含義上，帶有一種可怕的暗示：它意味著在我們所站立的地方並不堅實——什麼都沒有，是空的，無底深淵。

四、孤獨

人是群居的動物，天生害怕孤獨。沙特提出：「孤獨是人類處境的基本特徵，個體需要創造生活中的意義，而又覺察自己孤身置於宇宙，覺察到那種空虛，孤獨感就會在這種衝突之中。」可見，孤獨感是個體內心生活的一種本質。

這種孤獨不同於伴隨著寂寞的人際性孤獨，而是一種根本性孤獨。因為，我們每個人都是獨自一人進入世界，同時也必然獨自一人離開。無論我們之間的關係變得多麼親密，仍然會存在一條無法逾越的鴻溝。這樣就會出現：一方面是我們對自身絕對孤獨的意識，另一方面是對接觸、被保護以及成為更大整體一部分的渴望。這兩方面的張力就構成了存有衝突。正如紅樓夢中的《好了歌》所示：

世人都曉神仙好，惟有功名忘不了！古今將相在何方，荒塚一堆草沒了。
世人都曉神仙好，只有金銀忘不了！終朝只恨聚無多，及到多時眼閉了。
世上都曉神仙好，只有嬌妻忘不了！君生日日說恩情，君死又隨人去了。
世人都曉神仙好，只有兒孫忘不了！癡心父母古來多，孝順子孫誰見了？

從生物進化角度看，低分子物質、高分子物質向單細胞生物的進化，成就的就是一種偉大的孤獨。細胞膜的出現，為個體與外界的隔離創造了條件。也就是說，孤獨根植於人類的集體潛意識，從進化的初始就已成定局。F．卡夫卡在《城堡》中對此進行了精彩的描繪：

我知道，與偌大的宇宙相比，我們太微不足道了，我知道我們什麼也不是；在如此浩大的宇宙中，似乎沒有任何東西在某種程度上既能淹沒人又能使人重新獲得信心。那些計算，那些人無法理解的力量，是完全不可抗拒的。那麼，究竟有沒有我們可依賴的東西？我們雖然已陷入幻想的泥潭中，但其中尚有一樣真實的東西，那便是愛。此外什麼都沒有，完全是空。我們跌入了一個巨大的黑暗迷宮，我們怕極了。

莎士比亞在《李爾王》中深入地刻畫了存有孤獨問題。在這部戲的開頭，李爾王需要把女兒柯蒂利亞嫁給某位來自歐洲的王子（顯然是勃艮第公爵），因為她已經到了談婚論嫁的年齡。他已經把兩個女兒嫁了出去，而柯蒂利亞是他最後一個，也是最珍愛的女兒，是他的歡樂所在。他不想把她嫁出去。對他來說，失去柯蒂利亞就意味著失去一切，這是他活著的理由。為了破壞這門婚事，他謀劃了一個計策，即愛的測試。結果，他自食其果，國土全分給了大女兒和二女兒，柯蒂利亞沒分到一寸土地而遠嫁他鄉，而另兩個女兒原形畢露，迫害自己，這是何等的孤獨啊！

電影《心的方向》也刻畫了一種深層次的孤獨和掙扎：

六十六歲的華倫．施密特退休後無所事事，只能靠看電視打發時間。他來到曾經就職的公司，希望找到一些過去的影子，卻碰了一鼻子灰。

妻子海倫與他在吵吵鬧鬧中共同生活了四十二年，人到老年，施密特對她越來越厭煩，經常半夜醒來問自己睡在旁邊的人是誰。不久，妻子撒手病逝。當施密特感到孤獨，開始懷念海倫時，他突然發現妻子竟與自己的好友有染，而且一直保留著好友的情書。

女兒珍妮是施密特的最愛，也一直是他的精神安慰。眼看她的婚禮越來越近，施密特驅車趕往丹佛，準備為女兒的婚禮籌備做些什麼。途中打電話給珍妮，卻遭到拒絕。他不得不開著車四處遊蕩，靠尋找曾經生活和學習的地方消磨日子。婚禮臨近，施密特住在親家母家裡，但他看不上親家一家人，更看不上珍妮的未婚夫蘭德爾。於是，施密特希望珍妮能取消這場婚禮，遭到女兒的強烈反對，兩人險些反目為仇。最後，施密特不得不言不由衷地在珍妮的婚禮上講話，並出資讓小倆口外出度蜜月。

施密特決定改變生活，他開著自己的露營車長途跋涉。然而，外在的美景無法平抑內心的痛苦，無法滿足內心的需求，他依然是孤獨、忿怨的。

施密特在電視上看到一檔名為「救救孩子」的公益節目，並每個月捐出二十二美元資助一個名叫恩杜戈的坦尚尼亞六歲男孩。於是，寫信給恩杜戈成了他唯一與外界溝通的方式。他不停地、不求回信地給恩杜戈寫信，講述他的生活以及沒有人想聽的感受。

最後，回到家中的施密特收到了恩杜戈的來信，這個只有六歲的男孩不會寫字，他托修女代筆，還寄了一幅自己的畫給施密特，畫著兩個手牽手的人，一個大，一個小。面對這幅畫，施密特流下了兩行濁淚。

五、無意義

因為我們孤獨地來到世界，我們必須構建自己的世界，我們最終孤獨地離開世界。因此，從存在角度說，生命是無意義的。正如電影《七宗罪》中所說：「人是可笑的傀儡，在破舞臺上起舞，以跳舞、做愛為樂，完全不關心世界，不瞭解自己毫無價值，人並非為此而生。」莎士比亞在《馬克白》中也提出：「人生不過是一個行走的影子，一個在舞臺上比手劃腳的笨拙的可憐人，登場片刻，便在無聲無息中悄然退去，這是一個愚人所講的故事，充滿了喧嘩和騷動，卻一無所指。」

那麼，我們為什麼要活著？我們又應該如何活著呢？如果並不存在為我們預先設計的生命藍圖，我們每個人就必須自己去構建自己生命的意義。正如莎士比亞在《哈姆雷特》中提出：「一個人要是把生活的幸福和目的，只看作吃吃睡睡，他還算是個什麼東西？不過是一頭畜生！上帝創造我們，使我們能夠這樣高談闊論，瞻前顧後，當然要我們利用他賦予我們的這一種能力和靈明的理智，不讓它們白白浪費。」電影《鬥陣俱樂部》描述了主角為了逃避無意義、空虛的痛苦而做的種種努力。下文是電影中泰勒演講的內容，精準地描述了人類「尋找意義與宇宙本身無意義」的存有衝突現狀：

來這裡的人都是聰明的人
只是你們的潛力都被浪費了
只做替人加油，或是端盤子、打領帶的工作
廣告誘惑我們買車子，買衣服
於是拼命工作買我們不需要的狗屎
我們是被歷史遺忘的一代
沒有目的，沒有地位
沒有大戰爭，沒有經濟大恐慌
我們的大戰是是心靈之戰
我們的恐慌只是我們的生活
我們從小看電視
希望有一天會成為
富翁、明星、搖滾巨星
但是，我們不會
那是我們漸漸面對的現實

所以我們非常憤怒
在一個平庸的時代裡
沒有動盪與變革來證明自己的出眾才智
缺乏精神領袖而喪失靈魂皈依的原動力
我們都在麻木地飾演自己的社會角色
忠誠地履行自己的社會責任
事實上大多數人都無法理解自己奮鬥的目標究竟是什麼
上學，工作，戀愛，結婚，生子，生老病死
一切都按部就班

Chapter 2

解決生命「存有」困境的錯誤處理方法

愚人知愚，彼即是智人。
愚人謂智，實稱愚夫……
惡業未成熟，愚人思如蜜；
惡業成熟時，愚人必受苦。

——《法句經》

為了解決自己的存在感／身分焦慮問題，為了擺脫死亡、孤獨、無意義以及自由和限制等「存有」困境，人們是「八仙過海，各顯神通」。有些人專注於出人頭地，有些人拼命地積累物質財富，有些人忙於消費和娛樂，還有人忙於養生保健。可是，他們不僅逃避不了基本的生命主題，還成了「娛樂至死的生物」。下文將對解決生命「存有」困境的錯誤解決方式進行探討。

我們是「娛樂至死的生物」嗎？

人必須去除迎合大眾的低級趣味。

——尼采

有一種方式可以讓個體面對他自己的無能，即把無能變成表面上的美德。這是個人有意剝奪自己權力的行為；不擁有權力於是成了美德。

——羅洛·梅

尼爾·波茲曼在《娛樂至死》中提出：「一切公眾話語都日漸以娛樂的方式出現，並成為一種文化精神，我們的政治、宗教、新聞、體育和商業都心甘情願地成為娛樂的附庸，毫無怨言，無聲無息，結果我們成了一個娛樂至死的物種。」

只要我們留意世界各個角落，就不時會聽到如下聲音：

（1）你怎沒有一點「正能量」呢（心態好就行／你心理怎那麼陰暗呢）？

（2）你還不學車、買車啊（還不用 Line ／ Instagram 啊……），「out」了！

（3）只要快樂／幸福就好！

（4）沒有什麼也不能沒有健康（只要健康／睡好就好）！
（5）改變不了就去適應／接受吧（存在的就是合理的）！
（6）別想就好（叫你別想你還去想）！想開點就好！
（7）為了更好的明天（明天會更好）！
（8）你都那麼大了，怎麼還那麼不聽話呢？
（9）最近忙死了，天天加班呢！（許多人以忙為驕傲）
（10）你怎麼那麼不合群呢？
（11）一不怕苦，二不怕死！
（12）要發揚、學習XX精神？
（13）有志者事竟成！
（14）為XX服務！
（15）別把情緒帶到工作中來！
（16）是自己人，沒關係的！
（17）要堅持自我！
（18）轉移一下注意力就好！
（19）我以前是快樂的／開朗的！
（20）他／她以前一直很優秀的！

（21）人生短暫，現在不好好享受，萬一哪天突然死掉，就不划算了。

（22）毫不利己，專門利人。

……

這些語錄／行為是合理、正確的嗎？細究起來，這些話就包含有「娛樂至死」的成分，與存在主義哲學和心理學的觀點相悖。正如保羅．蒂利希所說：

從本質上看，行動因存在而起：貓根據「貓的存在」而做出行動，它們不會做出違背貓的本質的行動。但是，人能夠做出違反他自身本質的行動，因此在我們的語言中有「非人」這個範疇。

二〇〇五年美國《時代》雜誌的一次民意調查報告上說，百分之七十八的美國人感到幸福，因此在雜誌封面上寫道：「幸福的科學：為什麼樂觀主義者更長壽……」諸如此類的調查結果遍佈世界各地，甚至許多醫護人員、心理健康工作者也樂此不疲，專門提供病人／來訪者、百姓如何去追求快樂／幸福／健康的方法。

如今，我們不妨更深入地看一下這些結果：根據這些調查結果，許多感到幸福的人是對生活感到比較滿意的人；但另一項研究表明，他們又是那些傾向於自我膨脹的、有形象意識和宗教信仰的人，還有在理智上和情感上都不會刻意追求的人。這項研究還表明，那些患有輕微或較輕微抑鬱症的人，尤其是那些曾經患抑鬱症但後來康復了的人，往往傾向於對生活抱著更現實的態度、對智力和文化的多樣性懷著更多的寬容之心；相對於那些幸福的人來說，他們表現出更卓越的心靈成長能力。

因此，如果一個人以我們時代的「幸福和快樂」、「對生活感覺『良好』和在生活中有所收穫」為目標；如果一個人以為把自己沉浸在與世隔絕的、有大容量的音樂播放機、手機或電腦等高科技之中；如果一個人整天埋頭於日常事務、暴飲暴食和消費大量的酒精／咖啡等；如果一個人要求馬上控制焦慮／抑鬱／失眠或尋求能馬上擺脫苦惱的方法；如果一個人把自己限定在一套僵化的道德價值觀或組織嚴密、有「崇高目標」的共同體中；如果一個人把自己的生活轉變成以養生電視節目或購物為中心；如果一個人把自己變成可以隨意控制別人或老練的社會操縱者……那麼，這些所謂幸福的人只是一群「娛樂至死的生物」，與許多不那麼幸福的人相比，他們表現得更心胸狹隘、更企求享樂、更驕傲自大。換句話說就是，這些幸福和快樂是後人類的、動物式的幸福和快樂，與之相伴的，是「存有」意義的喪失，是質疑能力以及建設性的不滿意感的喪失。正如尼采所說的：

世界變小了，那個把一切都變小的人在上面蹦蹦跳跳……人們很聰明，知曉已經發生的一切——於是就無休無止地嘲弄……白天有白天的樂子，夜晚有夜晚的樂子——但人還是要注意身體健康。「我們創造了幸福。」——最後的那些人眨著眼睛這樣說道。

如此這般，即使他們短期內感受不到死亡、孤獨、無意義、「我是誰」等「存有」痛苦，人也早已不是「存在主義」意義上的「人」了。正如莎士比亞在《哈姆雷特》中尖銳地提出：「人類的工作是多麼的偉大！人類的理性是多麼的高尚！人類的才能是多麼的無限！他們的形態和行為是多麼的特殊和絕妙……他們是動物的楷模！」羅洛·梅在自己編寫的寓言故事中把處於這種狀態的人稱為「被關在籠子之中的人」：

一天傍晚，有一位國王正站在他宮殿的窗前，陷入幻想之中，碰巧注意到下方廣場中的一個男人。他顯然是一個普通人，正走向那個拐角處準備回家，許多年以來，他每個星期有五天都要走同一條線路。國王在想像中追隨著這個男人——心中描畫著，他回到了家，敷衍地吻了吻妻子，吃過晚飯，詢問孩子們是否一切都好，讀讀報紙，上床，或許與妻子做愛，或許不做，然後睡覺，第二天早上又起來去工作。

突然，一股好奇心占據了國王的思想，使他有一會兒忘記了自己的疲乏，「我想知道，如果將一個人像動物園的動物一樣關在一個籠子裡，會發生什麼樣的事情呢？」

因此，國王第二天叫來了一位心理學家，告訴他自己的想法，並邀請他來觀察這個實驗。然後，國王吩咐人從動物園搬來一個籠子，而那個普通人被帶來關到了這裡。

起初，那個人僅僅表現出困惑，不停地對站在籠子外面的心理學家說：「我必須要去趕路，必須要去工作，看看什麼時間了，我上班要遲到了！」但到了下午時，那個人開始清醒地意識到所發生的事情，然後強烈地抗議，「國王不能對我這麼做，這是違法的，是不公平的」。他的聲音強而有力，他的眼睛裡充滿了憤怒。

在那個星期接下來的時間裡，那個人繼續強烈抗議。當國王散步經過籠子時（就像他每天所做的），這個人會直接向這位最高統治者表示抗議。但是這位國王每次都會和他說：「看看這裡，你能得到大量的食物，有一張這麼好的床，而且還不需要出去工作，我把你照顧的這麼好——所以，你為什麼還要抗議呢？」接著幾天之後，這個人的抗議減輕了，再過了幾天就停止了。他靜靜地呆在籠子裡，大部分時候拒絕談話，但是心理學家能夠在他的眼睛裡看見仇恨像烈火一樣在燃燒。

不過幾個星期以後，心理學家注意到，在國王每天提醒他被照顧得很好以後，他似乎會有越來越多地停頓——仇恨會推遲一點時間，才再重現在他的眼睛中——就好像是他在問自己，國王所說的話是否有可能是事實。

又過了幾個星期，這個人開始與心理學家討論，說一個人被提供食物和安身之所是一件多麼有用的事情，說無論如何人都必須按照自己的命運生活，並且說接受自己的命運是明智之舉。所以，當有一天，一群教授和研究生來觀察這個被關在籠子裡的人時，他對他們非常友好，還向他們解釋說，他已經選擇了這種生活方式，說安全感和被照顧是非常重要的，還說他們一定可以看出來他的選擇是多麼合情合理，等等。多麼奇怪！心理學家想，而且多麼可憐——他為什麼那麼努力地想要別人贊同他的生活方式呢？

在接下來的幾天，當國王走過庭院時，這個人便會在籠子中隔著欄杆極力奉承討好國王，並感謝他為自己提供了食物和安身之所。但是當國王不在院子中，而他又沒有意識到心理學家在附近的時候，他的表情便迴然不同——悶悶不樂、愁眉不展。當看守人隔著柵欄遞給他食物時，他經常會打翻盤子或弄翻水，然後他又為自己的愚蠢和笨拙感到尷尬不安。他的談話開始變得越來越單一不變：他不再談論被照顧之重要性中所涉及的哲學理論，相反，他開始只說一些簡單的句子，像是一遍又一遍反覆地說「這是命」這句話，或者僅僅是咕咕噥噥自言自語「這是命運」。

很難說這個最後階段是何時開始的。但是，心理學家開始覺察到，這個人的臉上似乎喪失了任何的表情：他的微笑不再是奉承討好的，僅僅是空洞的，毫無意義的，就像是嬰兒在肚子被笑氣所麻醉時所作的鬼臉。這個人依舊吃著食物，不時地與心理學家談幾句，他的目光是遙遠而模糊的，而且儘管他看著心理學家，卻似乎從來沒有真正地看到他。

現在，這個人在毫無條理的談話中，再也不用「我」這個詞了。他已經接受了這個籠子。他不再有憤怒，不再有仇恨，也不再合理化事情。現在他已經精神錯亂了。

我們是否或多或少與「被關在籠子之中的人」相似呢？

解決「存有」痛苦的錯誤方式

人們經常試圖過顛倒的生活。他們努力擁有很多財物或金錢，為的是做更多他們想要做的事，以為會因此幸福。實際生活恰恰相反。首先要成為真實的自己，然後做自己需要做的事，才能擁有你想要的。

——瑪格麗特．楊

當今社會強調物質追求，不惜以種種犧牲為代價——環境、人與人之間的真誠關係，甚至個人的健康，為的是解決「存有」痛苦。結果，我們成為了「只會做事、缺乏靈魂」的人。正如香港一位高中生在反思社會成就時所寫：

我們時代的歷史悖論是，我們有高樓大廈，卻心量狹小；有寬闊的高速公路，卻視野狹隘。我們花費多，卻擁有少。我們買得多，卻享受少。

我們房子大，卻家很小；生活便利，卻時間很少；學位多，卻感覺少；知識多，卻判斷少；專家多，但問題更多；醫藥多，卻康寧少。

我們成倍地增長財富，卻削減了人的價值。我們說得太多，愛得太少，恨得經常。我們已經學會謀生，但不會生活。我們已經讓生命延長，但不能讓每一刻的生命活著。

我們有登月的能耐，卻難以穿過街巷與新鄰居會面。我們征服了外在空間，卻駕馭不了內心空間。我們清掃街道，卻汙染靈魂。我們讓原子裂變，卻不能剝離我們的偏見。我們收入較高，卻士氣低落。我們數量長，品質短。

很多時候，身材高大，卻性格矮小。利潤陡升，卻關係縮水。很多時候，娛樂多而樂趣少，食物多而營養少。

擁有兩份收入，卻以離婚告終。在夢幻般的住宅裡，過著破碎家庭的日子。櫥窗裡的展示品應有盡有，內心的儲藏間卻空空如也。

或者，這是我們反思的時刻——對於我們來說，什麼才是真正重要的。

下面試就解決「存有」痛苦的錯誤方式作一剖析。

一、自我辯解

這類人對「存有」痛苦有所認識，但用各種方法掩蓋自己的錯誤行為，迴避事實。例如，我們臨床常見下列自我辯解情況：

一位患死亡恐懼／健康焦慮的患者往往不會主動告訴醫生自己害怕死亡，害怕自我感的喪失，而是會說：「家人沒有我是無法生存的」。

一位酗酒者明知再這樣下去身體可能垮掉，甚至妻離子散，但為逃避內心的孤獨感和焦慮感，會告訴自己：為了身體，為了家庭，今天少喝點；另一位酗酒者在聽了醫生說「你要是再這麼喝下去，遲早都會翹辮子的」之後，非常淡定地在醫生面前說：「醫生，人哪有那麼容易就喝死呢？我知道您是出於好意，但我根本就沒酗什麼酒啊。」

當你告訴一位失眠症患者要控制在床上的時間，白天不要臥床，出去找點事做，他會告訴你：只要我晚上睡得好，我就出去做事。

二、有意忽略／否認

有意忽略／否認跟自我辯解有些類似，透過有意的不去理會那些讓我們感到困擾的資訊和事實，否認或徹底「忘掉」它，就當它根本沒有發生，以躲避心理上的痛苦。

例如，托爾斯泰對伊凡・伊里奇的描述即是如此：

他內心深處知道自己要死了，然而，他不但不習慣於接受這種想法，而且乾脆放棄去理解，也無法理解。

他從基澤韋捷爾的《邏輯學》那裡學到的三段論告訴他，「蓋尤斯是一個人，人總是要死的，所以蓋尤斯也是要死的。」在他看來，這個推理放在蓋尤斯身上一直都是正確的，但絕不能適用在他自己身上。蓋尤斯，一個抽象的人，總是要死的，這句話完全正確，但他不是蓋尤斯，不是一個抽象的人，而是一個活生生的人，一個與其他所有人都完全不同的人。他曾經是小伊凡，有媽媽和爸爸……蓋尤斯哪裡知道小伊凡曾經如此喜愛的帶條紋皮球是什麼味道？蓋尤斯曾那樣吻過他媽媽的手嗎？蓋尤斯曾像他那樣熱戀過嗎？蓋尤斯能像他那樣主持審訊嗎？蓋尤斯確實是終有一死的，他的死也是正常的，但我是小伊凡，是伊凡·伊里奇，我有我的思想感情，跟他截然不同。我不該死，要不那真是太可怕了。

這種有意忽略／否認在腫瘤病人以及處理腫瘤的醫護人員身上體現得更為充分。例如，有學者聲稱，在不治之症面前，有意忽略／否認可以是正當的，這使人可以用積極的態度繼續活下去。但是，有意忽略／否認所帶來的好處是非常短暫的。

儘管我們需要時間去接受創傷性的事實，沒有任何事比接受自己的死亡更困難。然而，有意忽略／否認只是必然經歷的心理階段，醫護人員及家屬需要支援病人度過這個階段。因為，心理暗示的力量有限，人們不僅需要完成外在的事情，更應該在可能的情況與自己的深層內在道別。如果一個人有意忽略／否認事實，這種內在的過程就無法完成。現代研究已證實，透過合理的方式告知病人實情比有意忽略／否認更有利於病人。傑瑞姆·古柏曼在《生命的尺度：對人類患病心理和精神歸屬的探索》和《希望治癒疾病》中記載了許多這方面的案例。

三、壓抑／封閉

壓抑／封閉是一種意識的心理過程，旨在把某種情慾和觀念從意識領域趕出去。Martin 指出，這種心理過程的其中一種表現是阻止有關資訊進入注意力的中心。這些資訊可以放在意識的邊緣，因為在那裡它們可以不被注意。但是，不讓這些邊緣資訊進入注意力的中心是要付出代價的。例如：

請觀察一位參加聚會的人。他快樂灑脫，說話幽默，放聲大笑，與別人友好交談，總之，他給人一種很幸福很滿足的形象。聚會結束，起來離開時，他仍面帶微笑，並說今晚聚會的感覺太美妙了。可是，在門關上的一煞那，也就是我們仔細觀察他的那一刻，他的面部表情突然發生了變化：他的微笑不見了，取而代之的是一種深深的憂鬱表情。

當然，這是意料中的事，因為他現在孤獨一人，身邊沒什麼事和人可與他說笑。但是，進一步分析後可能會發現，儘管他平時也活潑開朗，憂鬱的表情只持續數秒，但在他內心深處卻埋藏著深深的孤獨感和無價值感。為了不讓自己痛苦，他就把它們壓抑／封閉在意識邊緣，不讓自己意識到孤獨感和無價值感的存在。

最近就診的一位來訪者的情況就是如此：

該來訪者是四十二歲的男性，因失眠一個月就診。一個月前因與公司主管鬧彆扭開始出現失眠，不高興。原因是比自己資歷淺、能力差的同事升職了，而自己平時勤勞、人際關係好卻得不到升職。該來訪者說自己進這公司之前在部隊當過班長，能吃苦耐勞，平時性格開朗，朋友較多，喜歡聚會、運動，在家裡用不著做事。經過數次心理治療之後發現，這位來訪者本次失眠的真正原因是：同事的升職觸動了他一直處於封閉狀態的無意義感。

四、分心

這裡所說的分心是指一個人以迴避的方式處理不想面對的事，是一種避免真誠地面對自己的方式。例如，當一個人開始思索他在職業生涯中的失敗時，會避開那些主要問題，而是去考慮一些無意義的內容：或許是一些無意義的統計數字、或者在工作中建立的人脈，或者計畫中的一次休假，等等。與人交流的時候他往往轉換話題。初次見面或不那麼熟悉的人會認為他是個健談的人，而部分原因是由於他已經成為了轉移話題的專家，因為有些內容他並不想談論。下面這個案例中的來訪者就是如此：

該來訪者是四十一歲的男性，醫生，從小母親溺愛而父親要求嚴厲。自述不管自己取得多好的成績，父親都不會肯定他。在醫院工作不順利，自二〇〇一年進醫院工作以來共待過五個科別，在之前四個科別待的時間最長的都沒超過一年，在每個科別都發生過與科別主任之間的不愉快事件。在目前這個科別已待了十年，以上夜班為主，如果是安排上早班，也會跟同事換到夜班，理由是「自己平常事多」。愛好股票，說自己能算出規律，基本上都是賺的；愛好電腦，對網路的要求比較高，智慧手機兩個，一個用於工作，另一個用於生活；愛好電影，平時喜歡看喜劇片；還愛好養魚……

一年前剛晉升為副主任醫師職稱（同期入院的人基本上在五年前全部升完），八個月前崗位聘任時，因為得票很低，被聘成三級崗位，而同科別的一個主治醫師卻被聘成了二級崗位。

此後因情緒激動、失眠而不斷請病假。在家休息期間，每天炒股票、養魚、看喜劇電影、睡覺，天氣寒冷時還到河裡或小溪裡抓魚，年邁的母親沒法放心而在後面跟著。

朋友打電話說到他家玩，他跟朋友必須先約定好：到時不能談醫院裡的事，只能談電腦、股票、養魚等內容，否則謝絕朋友造訪。他最近開始嘗試戒煙（以前戒過數次都沒成功，同事給其準備好了戒煙藥，但他每天仍保持一至兩支的煙量，直至放棄戒煙），每天把大量的時間泡在戒煙的社群中，以自己最有毅力而自豪。半個月後，又沉迷於練習毛筆字……

該來訪者所使用的減除痛苦的方法就是分心，用消極的自由來代替真正的自由／積極的自由，以免自己意識到內心的無能感以及瀕臨崩潰的自我感。

五、情感隔離

情感隔離是指當一個人意識到負性情緒時，馬上用智力去封閉或分心。這種策略往往伴隨有意忽略／否認、壓抑／封閉、分心等策略，並不是完全不同的層次。這種策略以情感冷漠或情感超然為特徵，它是一種逃離真實自我的方式。上述這位醫生來訪者就採用了情感隔離的策略：

在心理諮詢的開始幾次，每當醫生問他「情緒如何」？他都說「很好啊」或者「沒事」；讓他看完電影《碧海藍天》和《時時刻刻》進行討論時，他說沒什麼感覺；讓他做內觀呼吸治療和軀體掃描時，他多次以做不到來推託，當多次面質時，他承認是因為「害怕」。經過多次治療之後，他告訴醫生，有一次在做正念禪修練習時，頭腦中跳出：「我患有糖尿病和高血壓，不久可能會死的」、「我對不起的人太多了」、「我一直在假裝強大」……同時感受到了悲傷情緒，流出了眼淚。自此以後，他的治療變得相對順利。

這種情感隔離策略與我們的文化有關，因為在世界的大部分地區，都對理智強調有加，而視情緒為洪水猛獸。但是，人之所以為人，與人類情感存在著莫大關係。正如電影《重裝任務》所描述：在經歷一場全球性的核戰，人們辛苦重建家園後，發現人類的感情是一切爭端的起因，人的感情是最危險的東西。於是製造了抑止感情的藥水，規定人們每天都要注射這種藥水，同時消除掉任何的藝術品，以讓人們徹底失去產生感情的機會。對於那些不願消除感情，偷偷收藏藝術品的「感情罪犯」，政府則派一些身懷絕技的「教士」去將他們剿滅。教士們具有高超的戰鬥能力，同時具有發現哪裡藏有藝術品以及誰有感情的直覺，而感情罪犯們都被投入一個火爐中活活燒死。

在一次行動中，約翰遇到了敢於向他挑戰的瑪麗．奧布賴恩。她使得約翰開始斷絕藥物，試圖體會有感情的生活究竟是什麼樣的滋味。他被那些第一次出現在他生命裡的奇妙動人景象所陶醉了，也深深地為每天履行的破壞藝術的行為感到愧疚和內疚。

如果我們隔離情感，將會付出巨大的代價。正如影片中的一句臺詞所示：「沒有感覺，沒有了愛，沒有憤怒，沒有悲傷，呼吸只不過是擺動的時鐘。」

六、自我矯飾／合理化

一般說來，每種現象或事件發生，都可以用許多方法與理由加以解釋，如果為了自己心理上的需要，選擇性地去強調一堆理由當中合乎自己內心需要的理由，而忽略其他理由，以避免精神痛苦，即為自我矯飾／合理化。

例如，有些所謂的「精英」們整天忙忙碌碌，大喊口號要把事業「做大做強」、「造福百姓」、「讓員工有尊嚴」……從存在主義心理學角度看，這可能只是一種信念的托詞：特異性是死亡的解藥。許多工作狂或過分專注於出人頭地、未雨綢繆、積累物質財富、做得更大、做得更強、知名度更高，等等，都可能是一種無意識的死亡恐懼或害怕自我感喪失。他們之所以以冠冕堂皇的大道理（合理化）來解釋其行為，背後的動機可能是想以此沖淡其潛意識中，因自私或無能感而引起的不安。

上述這位醫生來訪者也曾採用自我矯飾／合理化策略：治療師曾跟其商量一週後與他父親一起過來接受諮商，他說父親三天後回老家山西，醫生反覆要求與其父親見面，來訪者最後同意了。但到了約定時間，來訪者依然一個人來就診，問其原因，來訪者回答：父親已四年沒回過老家了，昨天剛好有順風車路過（司機是父親同村的），所以就先回去了，經與其家人核實，這種順風車經常有。

我們有時稱合理化策略為「智力上的妄想／狡辯」，使用者不僅提出虛假的藉口和理由，還真心相信它們。

七、權威主義

這是心理學家埃裡希·弗洛姆所提出的逃避自由的策略。使用者放棄個人自我的獨立傾向，欲使自我與自身之外的某人或某物合為一體，以便獲得個人缺乏的力量。也就是說，欲尋找一個新的「繼發連結」，以代替已失去的始發連結。

這種策略在我們國人身上表現得尤其明顯。盛行的「認乾爹／乾媽」、「找靠山」，目前的各種「集團化」模式和「圈子」，以及成語「樹倒猢猻散」都是權威主義策略的表徵。受虐和施虐衝動是這種策略更明顯的形式。

弗洛姆把常人而非精神病症患者身上的施虐-受虐性格稱為權威主義性格。他們羨慕權威，並欲臣服權威，但同時又想成為一個權威，要別人臣服於他。這些人在我們的社會非常常見。

這種策略之所以盛行，因為它能幫助個體暫時擺脫難以忍受的孤獨和無能力感。借用杜斯妥也夫斯基在《卡拉馬佐夫兄弟》中的一句話來說就是：在這種形勢下，「最迫切的需要是找到一個可以投降的人，儘快地把他這個不幸的受造物與生俱來的自由交給那個人」。借用羅洛·梅的話說，這種人是「組織人」。

從存在的角度說，孤獨和無能力的個體尋找某人或某物，將自己與之相連，他再也無法忍受自己的個人自我，企圖瘋狂地除掉它，透過除掉這個負擔「自我」，重新感到安全。正如歌德在《浮士德》中所提出：

……任何不知道如何控制自己內心最深處那個自我的人，都會自以為是地佯裝自己控制了鄰居的意志。

八、趨同

趨同即平常所說的「從眾」，這是現代社會裡大多數常人所採用的策略。簡單地說，使用這種策略之後，個人不再是他自己，而是依文化模式提供的人格來完全塑造自己，於是他變得與其他所有人一樣，這也是其他人對他的期望。這樣，「我」與世界之間的鴻溝消失了，意識裡的孤獨感與無能為力感也一起消失了。這有點類似某些動物的保護色，它們與周圍環境是那麼的相像，與周圍數億的機器人絕無二致，再也不必覺得孤獨，也用不著再焦慮了。

喬治．歐威爾曾在幻想小說《一九八四》中描述了群體難以抵禦的影響，以及作為個體要擺脫這樣的群體漩渦是多麼困難。這些趨同／「從眾」的人愛鼓掌，特別是躲在人群裡的時候，那就更加肆無忌憚和有恃無恐了。然後這些人就像被複製出來那樣，螞蟻般地排列在歷史的紅地毯邊，為某個粉墨登場的「傑出代表」拍手鼓掌，而且自我感覺良好。正如榮格所提出：「當一個人對盲從習以為常以後，就變得鎮定自若，能做到不懷著忌恨來討論自己的信念，把它看作是個人的觀點。」

但是，他也為此付出了具大的代價，也就是失去了存在主義意義上的「自我」。因為，一個人只有從所有的社會角色中撤出，並以「自我」為基地，對這些外塑的角色做出內省式的再考慮時，他的「存在」才會開始浮現。存在主義心理學家羅洛．梅對此作了精闢的論述：

從眾、根據他周圍的人群來反射信號的這種文化價值觀（「雷達型」的個體順應等），是與我們當代的普遍流行聯繫在一起的，關於這一點，沙利文和弗羅姆．賴克曼都曾啟發性地討論過。對於從眾的人來說，孤獨是一種常見的體驗，一方面他們因為孤獨而被迫從眾，另一方面，透過變得與其他人一樣來證實自我的這種做法，減少了他們的自我感和個體認同感。這個過程導致了內在的空虛，因此導致了更大的孤獨。

這種對本體感的壓抑，就是我們用這個多少有些模糊的短語「作為一個人的喪失」所真正要表達的含義，並且成了我們現在社會傾向大量的盲從行為，以及走向自我意識喪失的理由。

趨同／從眾策略在中國人身上表現得最為明顯，「槍打出頭鳥」、「水至清則無魚」、「樹高招風」、「同志情感」等流行語都是這一策略的表達。由於這一策略的過度使用，導致「人我關係」不分和「平均主義」。表面上看，一團和氣，實際上，一盤散沙，骨子裡極度不自信。因為，由於自己基本上是他人期望的反映，他便在某種程度上失去了自己的身分特徵。為了克服喪失個性所帶來的恐懼，他被迫與別人趨同，透過他人連續不斷的贊同和認可，尋找自己的身分特徵。但這是不可靠的，只會加劇普通個體的孤獨感和恐懼感。

例如，中國人看到周圍有人不結婚不生孩子的，就要設法出面干涉，要把你搞得跟他一樣。否則，他代入你的位置，設「身」處地地使他自己變成你，就會產生恐懼。當然，這是他的而不是你的恐懼。這也是趨同／從眾策略為喪失「自我」和「自由」所付出的代價。

借用分析心理學家榮格的術語「集體歇斯底里」，趨同／從眾策略的使用是由於自由被廢棄和恐怖主義統治，人們呼求集體治療的表現。榮格對這樣的「集體」批判道：

這種個人主義潮流受到了抗衡，於是出現了一種補償性的回歸，即回歸到集體，它的權威就是對群眾的重視。怪不得今天到處都彌漫著一種災難感，就好像一場沒有任何東西可以阻擋的雪崩已經開始——集體的人威脅著要扼殺個體的人，而人類一切有價值的東西卻最終依賴於個人的責任感。集體大眾始終是無名稱、無責任感的。所謂領袖，無非是群眾運動中必然要出現的症狀而已。實際上，人類真正的領袖始終是那些能夠反思自己的人，他們總是有自覺地遠離大眾的盲目力量，不介入大眾對個體的危害壓迫。

許多哲學家持類似觀點。例如，齊克果認為，人群的本質是「虛假」，它使得個體完全不能自省和不負責任。尼采對「群體」的評價同樣苛刻：

群體只在三方面值得關注：第一，作為在破舊的機器上複印出的偉人褪色的複製品；第二，作為對抗偉人的力量；第三，作為偉人的工具。

九、身體化

人由身體和精神／心理共同組成。與西方人不同，中國人特別重視身體而不重視心靈。在傳統中國文化中，「人」是只有在社會關係中才能體現的，他是所有社會角色的總和。如果把這些社會關係都抽空了，「人」也就被蒸發掉了。因此，中國人不傾向於認為在一些具體的人際關係背後，還有一個抽象的「人格」。這種傾向導致中國文化中沒有西方的個體靈魂觀念。換句話說，「人」在中國是身體化了的。

例如，「民以食為天」、「本身」、「自身」、「安身立命」、「身不由己」等詞語以及見面問候時所說的「吃飽了嗎？」，都說明了中國人對自己對別人都只有「人身」觀念，而沒有「人格」概念。

這樣，我們大部分人就將整個生命的意向導向滿足「身」之需求，「精神」、「靈性」方面的「存有」需求要麼被「壓抑」，要麼被異化。例如：

死亡恐懼是人人都會出現的現象，但我們的文化一邊提倡「不怕死」，另一邊「養生」活動又大行其道。在一般中國人的日常生活中，擔心身體「虛」與「弱」的程度遠比世界上其他任何民族都要嚴重得多，他們對「進補」／「補身」的注重遠遠地超過了他們對心理／心靈品質的照料。

大部分中國人即使在「心」情不好的時候，也很少找心理諮商師解決孤獨、無意義等「存有」問題，多半是去內科看「頭痛」、「消化不良」或去中醫科進行中藥調理。

很明顯，他們用「治身」的方法來解決「存有」痛苦，一些時候或許有效，但大部分時候不僅無效，反而傷害了身體。正如榮格所說：

今日普及的科技教育，同樣會引起靈性的退化，使心靈分裂的情況大為增加。只懂保健知識和成功之道的人，依舊離健康甚遠，否則最有知識且最富裕的人，便會是最健康的人……理性唯物主義在哪裡占統治地位，哪裡的狀態就更像瘋人院，而不是監獄。

同樣的，中國文化中的「孝」亦與用「身體化」的方式來否認「死亡」有關。因為中國人普遍比其他民族更熱衷於生孩子，強調「不孝有三，無後為大」、「養兒防老」、「傳宗接代」。如果從存在主義角度分析，這與害怕「自我」消失有關。正如約翰·梅納德·凱恩斯所提出：「有目標」的人一直試圖獲得不切實際的永生，透過把行動推向未來，使他的行動不朽，他愛的不是他的貓，而是它生的小貓；其實也不是小貓，而是小貓生的小貓，如此一直窮盡到貓族的終極。

一位研究漢文學的美國人對中國人之「孝」文化進行評論時說道：「中國人設立『孝』這回事，是用來從根本上否認『死亡』這回事的！」這代價似乎有些大了，因為，我們在用別人的青春做自己應對年老和死亡的枕墊。正如孫隆基教授所說：「中國人的代價，是將原本可以全面盛開的青春階段這一人生高峰鑪低，去填補老年時勢將面臨的深塹；用『別人』做自己『枕墊』的結果，亦可能導致對一已生命這主權的讓渡。」

此外，中國特有的「包二奶」、「養小三」現象亦是用「身體化」的方式來逃避「存有」困境的途徑之一。正如羅洛·梅曾提出：「把沒有親密關係的性變成理想去追求，就是自戀的表現，它也是對在人際關係中害怕親密和封閉的一種合理化，它起源於我們文化中的疏離，而且增加了這種疏離。」電影《唐璜》中的主角即是其例，他需要不斷地性交才能證明自己的存在，如果遇到拒絕就想自殺。但這一「身體化」的解決方式所需要付出的代價也是不言自明的。借用施梅爾博士的話說，這些人心甘情願地放棄自己的所有快樂，只為證明自己是個合格的男人。施博士在記錄中是如此描寫的：

我的一位男病人對其「早洩」深感絕望，儘管射精是發生在插入後的十分鐘或更長的時間。他的鄰居，一位泌尿科醫生向他推薦了一種在性交前使用的麻醉劑。這位病人對這種方法十分滿意，並對醫生充滿感激。

十、追求時尚

追求時尚是現代人的消費哲學，也是把人物質化的過程。正如湯瑪斯・卡萊爾所說：

任何感覺到存在的東西，任何靈魂到靈魂的代表，就是衣服，就是服裝，應時而穿，過時而棄。因此，關於意義深遠的時裝話題，如果能理解正確，也就包含了人類所思、所夢、所做、所有使其為人的一切，整個外部世界和它執有的一切，都只不過是服裝，所有科學的本質都屬於服裝哲學。

類似現象在我們周圍遍地都是，各種「跟風」現象、「互相比較」現象都是追求時尚的表現。從存在主義角度看，這是因為害怕孤獨、害怕存在虛空和「被遺棄」。正如超個人心理學家羅傑・

沃什和法蘭西斯．方恩在《超越自我之道》中所提出：「現代人想要借強迫性消費的替代滿足感填補超個人需求中未獲重視、不得滿足所造成的存在虛空。」亞當．斯密在《道德情操論》中也提出了類似觀點：

人傾向將自己的行為舉止與某個更重要的人物作比較（孩子與大人相比較，較卑微的人與較高貴的人相比較），並且模仿他的行為方式。這種模仿僅僅只是為了不要顯得比別人卑微，進一步則還要取得別人毫無用處的認同，這種模仿的法則就稱時尚。所以時尚是歸在虛名下的，因為它的動機裡沒有內在的價值。同時又歸在愚蠢的名下，因為它同時有一種壓力，迫使人們奴顏婢膝地一味跟從社會提供給我們的模板。

可以看出，與使用趨同／從眾策略相似，追求時尚者必將失去自我與自由。

另外，追求時尚的潛意識目的之一是克服死亡恐懼，但時尚始終蘊含著自我消亡的因素。因為時尚是一種不斷的自我否定。波特萊爾曾把時尚稱為「人渴望超越本質所賦予的，去接近理想的一種病症」；「因此，時尚應該被看作現實的理想化，這種理想在人的認知中，超越在現實所積累的一切粗俗、平庸、邪惡的事物之上，時尚應該被看作對現實的曲解，或者更準確地說，應該被看作一種企圖改良自然的持續的嘗試。」

弗裡德里希．席雷格爾更是尖銳地提出：「一個渴望無限的人其實並不知道自己渴望什麼。」詩人賈科莫·萊奧帕爾迪在其《時尚與死亡的對話》中提出了追求時尚的代價：

時尚說：一般說來，我勸告並強迫所有追逐時尚的人，時刻承受成千的困難和拘束，常常是痛苦和折磨，直到某些人因為對我的執著的愛而光榮地死去。我不想談及頭痛、傷風感冒、各種類型的出血、每天或間歇性的發燒發熱，這些都是人們服從我而得到的報應，他們要麼冷得發抖，要麼熱得窒息，視我的好惡而定，每到這時，他們只好用厚厚的呢大衣護住腦袋，用棉布遮住胸部，按照我的方式去做，儘管他們因此而蒙受種種損害……

人本主義心理學家亞伯拉罕·馬斯洛對追求時尚的人提出了告誡：

藝術世界在我看來已被一小群輿論操縱和風尚製造者所控制，對於這些人我是有疑慮的。這是我個人的判斷，但對他們來說它似乎是十分公平的，因為他們自以為有資格說：「你們要喜歡我所喜歡的，否則就是傻瓜。」而我們卻告訴人們要傾聽自己的志趣愛好。多數人不會這樣做。當站在畫廊裡看一幅費解的彩畫時，你很少會聽見有人說，「這幅畫很費解。」布蘭戴斯大學曾舉行過一次聖誕舞會，放電子音樂，人們做一些「超現實的」和「頹廢」的活動。當燈一亮，所有人目瞪口呆，不知說什麼好。在這種場合，大多數人會說幾句俏皮話而不會說「我要想想這件事」。說老實話，代表有勇氣與眾不同，寧願不受歡迎，成為不隨和的人。假如不能告訴來諮商的人，「不論年長或年輕的，要準備自己不受歡迎」，這樣的諮商師最好馬上關門。也就是說，要有勇氣不要怕這怕那。

榮格把這種時尚追求者稱為「偽現代人」，因為，「我們發現真正的現代人往往反倒以那些稱自己為老古董的人自居」；「只有那充分意識到現在的人才可以稱之為現代人」。榮格進一步論述道：

能自覺意識在當下的人是命中註定的孤獨者，這在任何時代都是如此，因為朝著充分自我意識每前進一步，也就更遠離他原來動物性地「神秘參與」，遠離共同的無意識中的命運……只有當一個人已經走到了世界的邊緣，才是完全意義上的現代人——他將一切過時的東西拋在身後，承認自己正站在徹底的虛無面前，而從這徹底的虛無中可以生長出所有的一切。

這些話的調子高得使人懷疑會走向自己的反面，因為偽裝出一種現代意識是再容易不過的事情了。事實上，一大幫沒有價值的人正是走捷徑，跳過各種發展階段，抹去階段的人生任務，還為此賦予自己一副虛假的現代氣概。他們出現在真正的現代人身旁，實際卻只是一些身如飄蓬、無處生根的吸血鬼和寄生蟲；他們的空虛在真正的現代人身上，抹上了一道陰影。於是，那真正的、為數極少的現代人，只能被這幫幽靈的陰雲遮蔽，而在缺乏辨別力的大眾眼中，將真正的現代人與這些偽現代人視為一體。這是無可奈何的。「現代」人總是遭到詰難，遭到懷疑，在所有時代皆是如此。

Chapter 3

「存有」痛苦與疾病

但是，只要我們沒有認識到疾病與戰爭（和愛）之間那奇特的相似性，看不清它妥協、它的假象、它的強求，以及它是與疾病的混合而產生的奇怪而獨特的混合物，我們就對疾病沒有多少瞭解。

——瑪格麗特·約森納

一說到疾病，許多人馬上會聯想到軀體不適。如果在醫院查檢沒有軀體方面的陽性發現，就會說：「醫院檢查沒病，怎麼還不舒服呢？」其實，這是對疾病的一種錯誤認識。

查閱有關疾病的文獻可以發現，除生物學方面的原因和病變外，疾病還有心理、社會方面的考量。例如，疾病的心理學定義是：疾病的本質是生物、心理和社會因素綜合的產物，即身心關係的失常；疾病的社會學定義是：疾病與社會經濟條件有關，分為「文明病」、「情景病」等，同時還與文化背景有關，出現了「生物文化」的概念；疾病的哲學定義是：疾病是機體損傷與抗損傷的鬥爭過程，或者說疾病是機體對有害因數作用的反應。

蘇珊・桑塔格在《疾病的隱喻》中告訴我們：「作為生理學層面的疾病，它確實是一個自然事件，但在文化層面上，它卻帶有負面價值判斷。」她發現，在談癌色變的一般社會心理反應中，癌症是一種現代性的壓抑、激情不足造成的疾病。臺灣醫生許添盛也提出：「癌症是來敲醒你的靈魂，癌症是來打開你的雙眼，癌症是來啟發你的心靈。」

可以看出，我們目前所謂的疾病與「存有」痛苦有一定的聯繫。正如羅伯特・漢在《疾病與治療——人類學怎麼看》中所提出：

疾病乃是一種自我抗拒的狀況，或某社會因素導致的實質性威脅。抗拒的狀況可能出現在任何部位——身體、心靈、經驗或關係，程度因人而異。

下面試從誰是健康／正常人呢、「存有」痛苦與心理患疾、「存有」痛苦與軀體疾病等角度進行論述。

誰是健康／正常人呢？

缺乏對人類本質的恰當概念，使得健康的定義不可避免地變得空洞，陷入了真空的漩渦，裡面充斥著「順應」、「適應」、「使某人的自我與社會的現實保持一致」等冒名頂替者。

——羅洛・梅

在現代普遍的健康定義中有兩條標準是「心理健康」和「社會適應良好」。也就是說，健康的前提條件包含「自我感覺是良好的，情緒是穩定的」，以及「能良好地適應相應的社會」。否則，就有可能成為「焦慮症」、「抑鬱症」、「適應障礙症」，甚至「精神分裂症」等心理患疾了。

如果從功能社會／社會必要性的角度看，這無疑是正確的。常人或健康人首先得能按照特定社會的要求去工作，不僅如此，他還得能參與社會的再生產，即有能力組建供養一個家庭。但是，如果從個人存在的價值／存有角度來看，上述的觀點就未必正確，也就是說，「健康的人不代表沒有焦慮」、「健康的人不代表社會適應良好」。正如心理學家埃裡希・弗洛姆所提出：「健康或常態就是有一個最適合個人成長和幸福的環境」。

這是因為，「適應」一詞在我們的社會裡容易被當作是一味順從、喪失個人自身「存有」

的代名詞。從存在主義角度看，如果一個個體能充分地面對個人自身的「存在」，即使他可能因此變得比以前更不能適應社會，即使他有可能會產生比以前更多的有意識的焦慮（正常的關於「存有」焦慮），那他就是個健康／正常人。

因此，從個人「存有」角度看，一個所謂「沒有焦慮」、「社會適應良好」的正常人遠沒有一個所謂人類價值意義上的精神疾病／心理患疾患者來得健康。前者以放棄「自我」的「存在」來成為別人期望的樣子，完全喪失個體性與自由。而精神疾病／心理患疾患者則可是在擁護「自我」的戰鬥中不準備徹底投降的人。儘管他挽救個人「自我」的努力並未成功，也未有效地表達出「自我」，卻借助精神疾病／心理患疾的症狀和遁入虛擬的生活尋求拯救。

難怪弗裡德里希·尼采尖銳地指出：「瘋狂罕見於個人，但對於團體、黨派、民族和時代來說則是常態」。亞瑟·米勒在《尊重她的痛苦——但也有愛》中也論述道：

人類永恆的掙扎是：以某種方式感知到自己與邪惡共謀，成為一種不能忍受的恐懼。用全然無知的受害者眼光，或者用全然邪惡的施暴者眼光來看這個世界反而讓人安心得多。不論付出任何代價，都不要干擾我們的無知。但是，所有國度中，最無知的地方在哪裡呢？不就是瘋人院嗎……無知的終極境界，其實就是瘋狂。

作為精神／心理科醫生，作者每當在媒體上看到殺人犯、經濟犯罪、貪官、性醜聞、不要臉的小人、或所謂的「精英」……就會感到超級鬱悶。這些人風風光光，或者事發前風風光光，被視為完全正常，相比之下，自己天天接觸的那些被認為「不健康／不正常」的來諮詢者顯得挺美好：上癮者很講面子，癡呆者很單純，抑鬱者讓人動容，精神分裂者有顆敏感的心，躁狂者讓人著迷……。有時我甚至會想，我們的治療對象是否搞錯了？有問題的是否其實是我們這些所謂的「正常人」？

因為，這些精神疾病／心理患疾者大多是影響「自己」或與自己關係很近的「主要照顧者」，並不會毫無原因地直接騷擾陌生人或對社會造成危害。從許多統計資料看，精神疾病患者犯罪的概率比正常人小。難怪有些心理科醫生會半開玩笑地說：「寧可與這些病人相處，也不願與所謂的正常人相處。」德國精神科醫生曼弗雷德．呂茨更是尖銳地提出：「防火、防盜、防正常人……。」

作者對此深表贊同，反對診斷手冊式（過分強調病理診斷）的治療傾向，也反對治療指南式的結構化治療模式。而是更願意透過心理治療進行生命冒險，與「病人」一起走向人類心靈深處，探索各種醫療可能性，同時又恪守專業的、倫理的、生命的品質。在精神／心理科門診，經常有病人及家屬會問：「醫生，我是否患有抑鬱症／焦慮症／強迫症……。」我經常會反問他們：「您覺得病名重要嗎？」或者告訴他們：「我覺得疾病的診斷並不重要，重要的是您現在覺得心理痛苦了，看看我們能否一起去尋找痛苦的原因和可能的解決辦法。」榮格也持類似的觀點：

我發現，要使心理學的意義能夠為廣大公眾所理解，是一件非常困難的事情。這種困難早在我在一家精神病醫院當醫生的時候就開始了。像所有的精神病醫生一樣，我驚奇地發現：在心理的健康與疾病的問題上，最有發言權的並不是我們，而是比我們知道得更多的公眾。他們往往會告訴我們，病人並沒有真的爬上牆去，他知道自己現在在什麼地方，他認出了自己的親戚，他並沒有忘記自己的姓名，因次，實際上他並沒有病，只是有一點消沉，或只是有一點與奮罷了，因此，精神病醫生的診斷就不是完全正確的了。

這種司空見慣的經歷把我們引入了真正的心理學領域。那裡的情況更糟：每個人都認為自己最懂心理學，都認為所謂的心理就是他自己的心理，自己的心理當然只有自己知道，但與此同時，他又認為他自己的心理等於所有人的心理，換句話說，他總是本能地認為他自己的心理構造是常態的，設想每個人基本上都和他一樣。丈夫這樣設想妻子，妻子也這樣設想她的父母。這情況就好像每個人都有一個直接的通道，可以直達他自己內心正在發生的一切；好像他對自己的內心十分熟悉，完全有資格、有能力對它發表意見；就好像他自己的心理就是所有的評斷依據，他的心理適用於所有的人，還確信他有資格、有能力去將自己的狀況理解為普遍的法則。而當這一法則並不適合於他人的時候，當發現另一個人確實是與自己不同的時候，人們往往感到吃驚，甚至是感到恐懼。一般說來，人們並不感到這種心理差異是奇怪而有趣的——相反，他們覺得這些心理上的差別對他們來說是不能接受的失敗，必須予以指責，甚至是予以定罪的、不可容忍的過錯。這些顯而易見的差異給他們帶來的痛苦就像是對自然秩序的違背。它們就像是重大的錯誤，必須儘快醫治，或者，就像是一種罪過，需要給予應得的懲罰。

再打個比方，如果一隻小鵝在鴨群裡頭長大，當它還跟小鴨在一起的時候差別還沒那麼大，後來它逐漸長大，開始意識到自己與周遭的「同類」都不一樣，我們能認定這只鵝是「不正常」嗎？所以，「不一樣」並不代表不健康和不正常。

「存有」痛苦與心理患疾

我們每個人都披上了一層因為心理的繁忙工作而導致的憤怒與快樂的面紗，旨在確保我們不要覺察到自己最深刻的存在關注：死亡、孤獨、責任以及我們怎樣找到生活的意義。對這類深刻的存在問題的持續覺知會讓我們產生可怕的焦慮。

——羅洛．梅

從存在主義心理學家羅洛．梅、歐文．D．亞隆、科克．J．施奈德等的研究結果看，幾乎所有類型的心理患疾都會涉及「存有」痛苦，下面就臨床常見的心理患疾與「存有」痛苦的關係進行探討。

一、焦慮障礙

焦慮意指某種類似擔憂的反應，是多種情緒的混合體，除占主導地位的恐懼成分外，還包含其他多種情緒成分，如抑鬱、悲傷、憤怒、害羞、自責、興奮等。與焦慮相類似的常用術語有：「害怕」、「恐懼」、「恐怖」、「驚駭」、「畏懼」、「驚恐」、「擔憂」、「苦惱」、「驚慌失措」等。

焦慮具有兩面性。一方面，適度的焦慮是個體安全需要的體現（對當前或未來情況的不確定：考試、預期目標、不熟悉的目標、物體、場景等）；一定程度的焦慮是維持個體警覺性、促進軀體的代謝活動、維持基本的精神活動的重要因素。從這些方面來說，失去焦慮反應的人倒是不正常的。德國精神病學家 Gebsattel 提出：「沒有焦慮的生活和沒有恐懼的生活一樣，都不是我們真正需要的。」我國當代精神病學家許又新教授也提出：「焦慮是對生活持冷漠態度的對抗劑，是自我滿足而停滯不前的預防針，它促進個人的社會化和對文化的認同，推動人格的發展。」

另一方面，如果焦慮與外界環境不協調（沒有相應的刺激源而產生焦慮，或對於刺激源所產生的心理和軀體反應明顯與群體中多數面對同樣刺激所產生的反應不同）；焦慮持續存在，超過所處群體面對同樣刺激所出現反應的持續時間；焦慮個體感到自身焦慮出現的不合理性，但沒有辦法控制；個體為焦慮的出現感到痛苦。從這些方面來說，就是病理性的了。

著名心理學家佛洛伊德將焦慮分為三類：

（1）現實焦慮（恐懼）：又再分為兩種：①原發的客體性焦慮；②繼發的客體性焦慮，這不是客體的出現或再現所引起，而是它出現的可能性引起的焦慮。

（2）神經質焦慮：這是意識不到的焦慮，是壓抑（repressed）於無意識裡的焦慮，造成焦慮的威脅來自本能衝動。

（3）道德焦慮：危險來自自我，被體驗為羞恥感和罪惡感。

從存在主義哲學和心理學角度看，不管哪一種類型的焦慮，其根源均與人類的「存有」問題有關。正如齊克果所認為：「自由總是包含著潛在的焦慮」；焦慮就是「自由的頭昏眼花」；「個體的潛在自由越大，他的潛在焦慮就會越大。」愛比克泰德在《關於焦慮》中說得更為精闢：當我看到一個人處於焦慮的狀態中……我不能說他不是一位里拉（古代的一種七弦豎琴）的彈奏者，我只能說他是其他相關的東西……我會稱他為一位陌生人，而且這個人不知道自己身在何處。

在古代，原始人最初的焦慮體驗是來自於野生動物的尖牙利齒的威脅警示。到了現代，儘管我們仍然認為主要的威脅來自具體的敵人，但它們實際上大部分是來自心理或靈性的層面。換句話說就是，焦慮體驗主要來自於死亡、無意義等「存有」問題。我們不再是老虎等動物的獵物，但卻受害於自己的自尊，被自己的族群，或在競爭中受到失利的威脅。儘管焦慮的形式發生了改變，但焦慮經驗依然大致相同。

從心理衛生科臨床看，以焦慮為主要臨床表現的廣泛性焦慮症、恐慌發作、社交恐懼症、空室恐懼症等焦慮障礙患者的潛意識均涉及「存有」問題。

二、抑鬱障礙

抑鬱是指以情感低落、抑鬱悲觀為特徵，主要表現為憂心忡忡、鬱鬱寡歡、愁眉苦臉、長吁短歎。程度輕的患者感到悶悶不樂，無愉快感，凡事缺乏興趣，任何事情都提不起勁，感到「悲觀失望」、「高興不起來」。程度重者可痛不欲生，悲觀絕望。抑鬱的患者常訴說自己感到「壓抑」、「鬱悶」、「慌張」、「心情沉重」、「情緒低落」、「悲傷」、「苦惱」、「孤獨」、「高興不起來」、「心裡體驗不到喜怒哀樂情感」。

抑鬱障礙是典型的「存有」痛苦，患者常抱怨活著沒有意義，而渴求死亡。「鼓起勇氣振作起來」這類鼓勵，或者誠心實意地告訴抑鬱障礙者「其實一切都很好」，只會引起他們更多的消沉念頭；旅行，對這類患者來講也是一種痛苦。尤其對有自殺念頭的抑鬱障礙患者來說，他的內心是極其孤獨的——不能跟陌生人講，不想讓朋友擔心，更不願意嚇壞家人……因此，他只能一個人苦苦思索這個可怕的問題。正如英國學者波頓在《憂鬱的解剖》一書中所說：「如果人間有地獄的話，那麼在憂鬱症患者的心中就可以找到」。而自殺往往是患者所做的最後一件「出人意料」的事情，是自由意志的一種體現，也是建立在自尊基礎之上的行為。電影《時時刻刻》中的主角維吉尼亞·吳爾芙的人生即是如此：

維吉尼亞·吳爾芙患有抑鬱症，住在維吉尼亞的鄉間療養，她的丈夫不允許她回到倫敦去，怕激發她的抑鬱症和自殺傾向。但她在無法忍受生命旅程中的巨大的孤獨和虛無感時說：「如果讓我在死亡和里奇蒙德（英國鄉間地名）之間做選擇的話，我選擇死亡。」雷納德看著她眼神裡的堅定，哭了。因為他終於知道，這個世界上有些人，儘管你是那麼地愛他們，儘管你願意為他們付出你的一切，然而你將註定無法把他們留住。

影片中另一患有抑鬱症的主角理查的情況亦是如此：

理查知道，他活著就是為了報答她的「戴洛維夫人」（克拉莉莎）。於是他問她的「戴洛維夫人」：「如果我死了的話，你會不會感到憤怒？」

她當然會感到憤怒。她覺得他們應該互相為對方而活。她把這叫做相依為命。有的人就是依靠與他人互為牢籠才能證明自身的存在。雖然她對自己的庸俗不堪的生活也感到憤怒，卻表現得相當地順從。

然而理查卻說：「戴洛維夫人。你必須放我走，也放了你自己。」

最後他在她面前從視窗一躍而下，終於做了自己想做的事情，得到了解脫。

下面是我們臨床遇到的「躁鬱症」來訪者，他一直糾結於「死亡」與「意義」問題：

來訪者：有一天，我在路上走著突然看到一輛警車朝我的方向開來，我下意識的就去摸腰間的「武器」，幸好它很快從我身邊開過，不然我就會把「武器」掏出來，我就完了。

醫師：為什麼摸「武器」？

來訪者：我害怕他們是來抓我的。

醫師：這不就是你一開始想要的嗎？

來訪者：是啊，我是想透過坐牢或被判死刑來離開父親，但也不願意就這樣被抓。如果那些員警真的是來抓我的，我還是要防衛，這樣他們就有理由當場擊斃我，如此我就死得有意義了，否則死得也太沒意義了……。

三、失眠症

失眠症是指睡眠過少，或表現為入睡困難、夜間易醒並且難以再次入睡、次日早醒、維持睡眠時間少；患者次日常出現疲憊、日間警覺性降低、精力不足、認知和情緒行為等方面的功能障礙。失眠是失眠者對睡眠時間、睡眠效率和睡眠品質的不滿意，並且影響白天社會功能的一種主觀體驗。

從存在主義心理治療師的眼光看，睡眠是衡量個體「存有」的絕佳標準。

首先，睡眠困擾就是一個人小心翼翼（沒有安全感）的標誌，這些人為了保衛自己對抗人生的脅迫，彷彿永遠都處於備戰狀態，害怕失去「自我」。這種情況可以從這類人的睡姿分辨出來：他們多半蜷縮著身體或者把棉被蒙蓋過頭。

其次，死亡恐懼是失眠的重要原因。在希臘神話中，死神塔納托斯與睡神修普諾斯是孿生兄弟。就像俗語：「睡得跟死了似的」。心理衛生科的臨床經驗告訴我們，許多失眠症者（尤其是入睡困難者）的潛意識認為睡眠是危險的。正如下面這則西方禱告詞所反映：

我現在躺下來睡覺，願主保佑我的靈魂；若我在醒來前死去，願主帶來我的靈魂。

再次，失眠多見於社會失效和無意義感者。因為他們沒有真正重要的事去操心，但又無法忍受生命本身的無意義。所以就開始與自己的睡眠問題戰鬥。正如尼采在《查拉圖斯特拉如是說》中所說：「要有夜間的安睡，必須先有晝間的清醒。真的，如果生命原無意義，而我不得不選擇一個謬論時，那麼，我覺得這是一個最值得選擇的謬論了。」

下面借用電影《鬥陣俱樂部》來說明失眠與「存有」痛苦的關係：

傑克，一個三十歲的白領小職員。他孤獨、寂寞、無聊、空虛、失眠，最大的快感來自於看商品目錄來購買傢俱。他在一家大型汽車公司做事故處理的工作，經常出差去看那些因為車禍而喪命的人們留下的痕跡。還有刻薄的部門主管、無能的上司經常找他的麻煩。

許多失眠症者就像傑克一樣，無所事事地混在這個充滿著無聊和虛榮的世界中。為了逃避虛無感和滿足自我虛榮，他會像很多所謂的「精英」人士一樣去追求時尚，購買各種名牌或者能夠彰顯自己身分品味的東西，譬如陰陽圖案的桌子、手工做的有瑕疵的盤子等等。但是，從長遠的眼光看，這只會加重「存在」意義上的「自我感」喪失和無意義。正如該影片中失眠症者所說：

（1）失眠症讓我感受不到真實，一切都很虛幻，事情都成了相同的拷貝；

（2）我沒有絕症，也沒有癌症或是寄生菌，我只是一個小小的中心，周圍擁擠的生命的中心；

（3）我每晚都會死一次，可是又重生一次，復活過來；

（4）得失眠症的人無法真正入睡，也沒有清醒的時刻。

四、成癮和衝動控制障礙

成癮包括酒精、毒品等物質的過度使用／濫用，以及賭博成癮、性成癮、運動成癮、購物成癮等行為成癮。衝動控制障礙包括間歇性暴怒障礙、縱火狂、偷竊狂，等等。

從存在主義心理學角度看，這兩類患者發病的原因均與其潛意識的「自我感」喪失、孤獨、體驗不到意義和價值、「自由選擇障礙」有關。羅洛・梅曾提出：「酗酒似乎只是他用來掩飾這種孤寂的一個面具」；「我把性高潮看作是一種心理學象徵。為了獲得更廣泛的體驗而放棄自我，而放棄當前的安全感的體驗。性高潮通常象徵性地表現一種局部的死亡與重生」；「在我們這個時代，性常是獲得安全感的手段：這是克服情感冷漠與孤立的最佳捷徑。性伴侶的興奮不僅是緊張情緒的一個釋放出口，也證明了個人自己的意義，如果一個人能夠喚醒另一個人這樣的情感，就能證明他自己是有智力的。」超個人心理學家羅傑．沃什和法蘭西斯．方恩在《超越自我之道》中也提出：

成癮可能是更大範圍人類痛苦的基礎，可能是普世的問題，而不是個人的問題，它的起源並不是偶發的，而是涉及了存在的問題，基礎不只在於心理，還在於形而上的範疇。如果真是如此，除了藥物和行為治療以外，也需要接受存在和超個人的治療。

電影《猜火車》主角在影片開頭對此提出了精闢的論述：

選擇生活，選擇工作，選擇職業，選擇家庭。選擇他媽的一個大電視。選擇洗衣機，汽車，CD播放器，電動開罐器。選擇健康，低卡路里，低糖。選擇固定利率房貸。選擇起點，選擇朋友，選擇運動服和皮箱。選擇一套他媽的三件套西裝……選擇DIY，在一個星期天早上，他媽的搞不清自己是誰。選擇在沙發上看無聊透頂的節目，往口裡塞垃圾食物。選擇腐朽，由你精子造出取代你的自私小鬼，可以說是最無恥的事了。選擇你的未來，你的生活。但我幹嘛要做？我選擇不要生活，我選擇其他。理由呢？沒有理由。只要有海洛因，還要什麼理由？

……你不會愈來愈年輕，世界在變，音樂在變，連毒品也在變，你不能整天在這兒，夢想毒品和伊吉・帕普（IggyPop），關鍵是你得找到新東西。

找到了意義和存在感後，毒品和衝動問題自然就容易解決，正如《猜火車》主角在找到新的生命時所說：

我為什麼那麼做？有一百萬個答案，但全是錯的，原因是我根本就是個壞胚子，但那會改變，我要改變，這是最後一件壞事，我要洗心革面，向前走，選擇人生，我已經在期望了。我會跟你一樣，工作、家庭、大電視機、洗衣機、汽車、CD播放機、電動開罐器、健康，低膽固醇、牙醫保險、貸款、購物、休閒服、行李箱、三件式的西裝、DIY，猜謎節目、垃圾食物、孩子、公園散步、朝九晚五、高爾夫球、洗車、運動衫、闔家過聖誕、養老金、免稅清、水溝，只往前看，直到你死掉那天為止。

五、強迫症

強迫症是以強迫觀念、強迫衝動或行為等強迫症狀為主的一類精神官能症性障礙。其特點是有意識的自我強迫和反強迫並存，兩者強烈衝突使病人感到焦慮和痛苦；病人體驗到觀念和衝動來源於自我，但違反自己的意願，需極力抵抗，但無法控制；病人也意識到強迫症狀的異常性，但無法擺脫。

從存在的角度看，這與患者的「自我」不完整，各種亞人格未得到整合有關。借用臺灣許添盛醫生的一個比方來說明一下這一現象：

任何政府或執政黨的發言人，只能有一位上臺說話。同理，在一個人的結構——意識心當中，一次只能有一個主人格當政。好比我一次只能說一句話，不能同時說兩句話；我一次只能採取一種行動，不能採取兩種；我一次只能思考一件事，不能思考兩件。一般而言，作為身體、思想與情感主宰的主人格只有一個，主人格是這個人生活與行為的執政黨。但是，若一個政府有兩個發言人，檯面上及檯面下各有一個，臺上講話，臺下也在講，那就糾纏不清了。臺上的發言人，得面對記者和聽眾回答問題，可是，臺下那個發言人又要跟他說話，混亂就產生了。

羅洛．梅對強迫症也持相類似的觀點：

強迫現象在一種人格背景下發生，這種人格可能是完整的，但是被迫在堅持自己的權利方面無能為力。在日常生活中，強迫經驗具備這樣的特點，即同時存在「是」和「否」——一種與內部拒絕相結合的順從行動，或者是與內部順從相結合的拒絕行動（例如，我覺得被迫簽署一份我反對的聲明）。在心理病理學的強迫病例中，強迫和被強迫都起源於自我領域：自我是這個勢不可擋的力量的目標，但同時它也是這個勢不可擋力量的原則。這個自我挑戰產生於同一自我的行為，挑戰的一方和被挑戰的一方都是一個自我的本性，都是自我的範圍，它們不相容而站在彼此相反的立場上。

下面是我們臨床遇到的一位強迫症來訪者：

該來訪者是二十六歲女性，被強迫性思維困擾了十年。

來訪者自述她從小就對「人為什麼要活著」之類問題感興趣。高中開始就反覆思考「人如何活著才有意義」，「只有成為偉大科學家才會有意義」，看書的時候頭腦中會不斷冒出「讀這些書有什麼用，不是浪費時間嗎？」就這樣，一邊想著以後成為科學家，一邊讀不進書。在某醫院被診斷為強迫症。服用舍曲林治療，頭腦中的強迫念頭有所減少。上大學以後（數學系）逐漸減少藥量，頭腦中的自我對話又開始增多，但不影響學習，未作特殊處理。由於對宇宙問題感興趣，考上了理論物理的研究生，開始全身心地投入到思考宇宙問題中，但覺得這問題不可能像「數學公理」一樣絕對正確，開始對未來的方向到迷茫。腦中不斷地自我對話：「以後是考博士還是就業呢？」「這樣研究下去沒有結果怎麼辦呢？不就把生命浪費了嗎？」「如果去工作，天天教中學物理，太無聊了怎麼辦呢？」……

由於不願再次服藥，開始來台州醫院心理衛生科嘗試做心理治療。在治療過程中，醫生針對她頑固的「二元對立思維」採取了正念治療。在強迫思維有所減少以後，醫生與其探討了存在主義哲學中的「死亡」、「孤獨」、「自由」、「無意義」等問題，她開始變得沉默，若有所思。隨著治療的深入，來訪者逐漸暴露出她強迫性窮思竭慮的背後原因：她是兩歲的時候被領養（到現在還不知親生父母是誰），從小就開始害怕黑暗以及一個人待著，在中學時養成了「愛思考」的習慣，許多時候一個人出神地想事，因為這會讓她忘記恐懼和孤獨。高中時有一次頭腦中出現「邪惡」的念頭，感到非常害怕，「人的腦子裡怎麼會有那麼糟糕的東西」，遂問其當公務員的父親：「你頭腦中會有『不好』的想法嗎？」父親回答：「不會」。就這樣，她開始在頭腦中拼命的去追求「卓越」……

當她開始明白自己強迫的背後是由於在逃避「存有」困境時，強迫症也開始走向好轉。

六、飲食失調

飲食失調主要包括神經性厭食症和神經性暴食症。前者又稱神經性食慾不振，是由心理因素引起的一種慢性飲食障礙，以個體透過節食等手段，有意造成體重明顯低於標準為特徵。常伴營養不良、代謝和內分泌紊亂及軀體功能障礙，嚴重者可能因嚴重的營養不良而極度衰竭，甚至危及生命。後者是指反覆發作的不可控制的、衝動性的暴食，由於病人擔心發胖的恐懼心理，繼之採用自我催吐、導瀉、利尿、禁食或過度運動來抵消體重增加為特徵的一組飲食失調。

從存在角度分析，它們與潛意識裡的「自我感」不穩定、「孤獨感」和「存有虛空」關係較為密切。正如德國心理學家托瓦爾特・德特雷福仁和呂迪格・達爾可所提出：

總結神經性厭食症的症狀，可說是一種過度的禁慾主義理想，在這種現象背後就是由來已久的精神與物質、上與下、貞潔與肉慾本能的衝突。食物的任務就是滋養身體，也滋養了形式世界，厭食症病人拒絕食物，其實是拒絕物質性和身體的所有需求。厭食症病人的真正理想遠超過食物層面：她們的目標是貞潔和靈性，她們想要的是完全脫離身體的束縛，在意的是徹底逃避性慾和本能，目的則是禁慾無性的生活。要達到這些目的，就必須盡可能保持苗條，否則身體出現的曲線會顯得女性化，而厭食症病人正是不願意當女人。

所以，厭食症病人一直在貪婪和禁慾、饑餓和克己、自我中心和自我犧牲的衝突間搖擺，無法找到快樂的平衡。

路德維希・賓斯萬格認為，暴食現象與「存有虛空」有關。他說：

> 饑餓在這裡，正如許多嗜毒病一樣，不僅僅是身體調節的需要，同時也是填補存在虛空或空虛的需要。這樣一種填補的需要我們稱之為存有的成癮。

七、健康焦慮

健康焦慮是指個體只要身體出現任何異常感覺，便認為這是由嚴重疾病引起的，並為之感到緊張、不安和痛苦的一種極為常見、危害很大的現象。從廣義上來說，健康焦慮涵蓋了身體症狀疾患、疑病症、疾病恐懼症等。

健康焦慮的核心認知表現是疾病信念——堅信自己患有某種疾病，並由這種疾病導致身體感覺出現異常，患者否認這些軀體感覺的變化是正常的或只是小毛病。比如，患者可能會有這樣的想法：「頭痛代表我有一個腦瘤」、「心悸提示我有心臟病」。其它不良的信念（例如，認為自己身體很虛弱）也可能產生疾病信念，總是過分關注身體感覺的變化，刨根究底想知道引起身體感覺變化的確切原因，並導致一些不良的應對行為，例如尋求保證（希望從醫務人員口中得到肯定的答覆，保證自己身體沒有問題）和反覆核對、檢查（反覆觸摸體表的包塊或皮損，在網路上搜索重大疾病的資訊），總是擔心自己身體感覺的改變是由嚴重疾病所引起。儘管尋求保證和反覆核對、檢查可以暫時緩解健康焦慮，但無法從根本上使其放心。引起擔憂的物件可包括：

（1）對症狀的擔憂，比較常見有頭痛、頭暈、乏力（包括俗話說的「酸」）、胸悶、心悸、麻木、偶爾測到血壓高、中暑或發痧症狀等；

（2）對特種疾病的擔憂，常見的有性病（特別是愛滋病）、癌症、心臟病、狂犬病、腦內出血、「體虛」等；

（3）對體檢結果的擔憂：如結節、某個指標比標準值稍微偏高或偏低、鈣化等。過分擔憂症狀和體檢結果，是因為認為這些問題是自己已經得病或即將得病的信號，本質上是對疾病的擔憂。

健康焦慮者的疾病信念是非常堅固的，他們認為自己的擔憂是合理的，身體確實有問題，他們認為如果身體舒服了，就不會再擔心難過了。這也是現在保健品市場如此紅火的一個原因，人們很容易給自己戴上「虛弱」的帽子，因此要進行滋補。此外各種身體檢查也很受青睞，有一位頭暈患者在兩個月內做了七次頭顱 CT，反覆檢查的患者很常見，患者本人認為檢查一下才能放心一點，但是檢查結果呈陰性仍放不下心或者一段時間後又開始擔心。

此外，健康焦慮者還造成正常社會功能受損，如一位擔心自己腦溢血的患者不敢活動，終日臥床；怕心臟病發作猝死的患者不敢獨處；認為自己體虛的患者長期休養，表示要等自己先把身體調養好了再工作；等等。健康焦慮者的表現還有兩種有意思的現象，一是過分注意健康，如嚴格控制飲食數量和種類，堅決不吃不健康的食物；二是在擔心健康、害怕生病的同時，懶得鍛煉身體，戒不了煙酒，控制不了食量，也就是光害怕而不去做對健康真正有利的行為。

可以看出，儘管健康焦慮與精神病學中的「焦慮障礙」有別，但也是典型的「存有」痛苦，其背後是「死亡恐懼」和「無意義感」。

八、精神分裂症

精神分裂症是一組病因未明的精神疾病，具有思維、情感、行為等多方面的障礙，以精神活動和環境不協調為特徵。雖然大量證據顯示，各種類型的精神分裂症有著重要的生化原因，但從縱向（個人史的）和橫向（現象學）的角度來看，精神分裂症同時也是一種悲慘的個人體驗。沉重的發展壓力影響著精神分裂症患者世界觀的發展，使他置身於一種可怕而混亂的經驗世界裡。

從存在主義角度看，精神分裂症與死亡恐懼和「自我感」的喪失有關。例如，哈羅德·席勒斯就持這一觀點，他在《精神分裂症與死亡的必然性》一文中寫道：

> 表面上看，死亡的必然性是平淡無奇的事實，其實它是人類焦慮最重大的來源之一。對這一真實現狀的情感反應，是我們所能體驗到的各種感受之中最強烈、最複雜的。精神病性的防禦機制，包括常見於精神分裂症的怪異防禦，是精心設計的，使個體在其內部和外部現實所引發的焦慮之中，不去覺察生命有限的這一簡單事實。

確實，精神分裂症可以看成是早年奇異、扭曲的經驗所造成的結果——主要是嬰兒期和兒童早期；可是筆者認為，同樣正確且對臨床更為有用的是，把精神分裂症視為，患者用早年學會的特定防禦機制來適應當前的焦慮源。最能造成焦慮的就是生命有限的存在境況。筆者提出的可能假設是，精神分裂症源於逃避或否認人類處境的努力。

筆者希望說明，根據臨床經驗，死亡的必然性與精神分裂症的發生絕不僅僅是鬆散的相關，而是指向其核心。也就是說，不是因為病人脫離精神分裂狀態，才開始注意到原先潛伏在他視野邊緣，甚至視野之外的死亡必然性；而是剛好相反，病人之所以出現並處於精神分裂狀態（當然是無意識地），就是為了逃避內在和外在的現實，不去面對生命的有限性。

下面再借《天龍八部》中慕容復的情況來說一下精神分裂症與「自我感」之間關係的喪失。慕容復遇到了大量的挫折：一方面，他沒能娶到西夏公主（被虛竹娶走了）；另一方面，他這個「南慕容」敗在了「北喬峰」手下，竟然被喬峰像抓小雞一樣在少林寺眾人面前丟下，顏面盡失；此外，他又輸給了書呆子段譽，失去了表妹王語嫣的心。就這樣，他的「自我感」喪失殆盡，想不瘋都難。

九、自戀型人格障礙

自戀型人格障礙是一種自我誇大的、需要他人讚揚且缺乏同情的心理行為模式。希臘神話中的納西瑟斯是其原型：

納西瑟斯是一位俊秀的青年——俊秀得使他愛上自己。自我吸引以致他無法愛上其他人。一天，他沉醉地凝視著自己在冥河裡的倒影，在他俯身觸摸自己的倒影時落入河中——淹死在孤芳自賞中。他消失在一片水域的深淵裡，只留下一朵白色花瓣的水仙花。

在實際中，自戀型人格障礙者稍不如意，就體會到自我無價值感。他們幻想自己很有成就，自己擁有權利、聰明和美貌，遇到比他們更成功的人就產生強烈嫉妒心。他們的自尊很脆弱，過分關心別人的評價，要求別人持續的注意和讚美；對批評則感到內心憤怒和羞辱，但外表以冷淡和無動於衷的反應來掩飾。他們不能理解別人的細微感情，缺乏將心比心的同理心，因此人際關係常出現問題。這類人常有特權感，期望自己能夠得到特殊的待遇，其友誼多是從利益出發的。

從存在主義角度看，自戀型人格障礙一方面與其缺乏「自我感」有關，另一方面是其運用「獨特性」模式來逃避「死亡恐懼」和「孤獨」。下面這位來訪者的情況即是其例：

該來訪者是二十五歲的女性，家屬反映其：

（1）在性格方面：比較內向，平時話語不多，比較自卑，總覺得自己是廢人，看不到自己的價值，甚至會輕生。從初中到現在都存有逆反心理，家長無法跟她溝通，在思想、行為上都異於他人；

（2）在生活上：因從小嬌生慣養，導致現在有一種有求必應的習慣，做事不計後果，天塌下來都不關她的事，從不考慮大人的感受，永遠活在自己的世界裡；

（3）在工作上：不求上進，討厭上班，老想著怎麼請假，如果不被准假就曠工；

（4）在人際交往上：不尊重父母、長輩，同事關係不融洽，不善溝通，身邊沒有正能量的朋友；

（5）在戀愛上：總是追求外表，不切實際，在外人看來一文不值的男人（社會遊蕩、賭博分子、無擔當整天遊手好閒的青年），她卻視為寶貝。總之，不惜一切代價（辨信用卡、借高利貸），用金錢去收養，生怕被別人搶走，得到之後，希望對方永遠在她的視線之內；

（6）在消費上：無計畫，大手大腳，不會合理安排，只要能弄到錢，都會想盡一切辦法，從不考慮後果。

經過數次諮詢後，來訪者逐漸透露：她小時候曾由於調皮被母親關在「漆黑的小屋」裡數小時，父親對她還算好，而母親一直對她很嚴厲，不管自己多麼努力，都得不到母親的肯定和表揚；中學期間因為自己成績不錯，得到了許多同學的崇拜；當初選擇醫療行業只是為了治好父親的肺病，自己的內心是一點也不喜歡的；一直以來很害怕一個人待著，尤其是晚上熄燈以後；一生中最美好的事是購物和聚會。

「存有」痛苦與軀體疾病

軀體即是意識之所在；除此之外，它什麼都不是。剩下的則是虛無和沉默。

——沙特

存在主義哲學認為，本體是創生一切又統攝一切的本原性的存在，是事物存在的最終根據，是世界存在的基石、價值體系和信念的支柱，是人類認識活動的基礎平臺。蜜雪兒·福柯提出：上帝在製造疾病時，與他在培養其他動植物時遵循著同樣的法則，因而我們有理由相信，疾病也是一個物種，它如同植物一樣有其自身的方式：生長、開花與凋謝；疾病也是一種生命，儘管我們一直認為它是一種紊亂，但卻沒有意識到疾病是一系列相互依存，並趨向於一個特定目標的生命現象：病理生命一直沒有得到人們足夠的重視。

福柯這段話與身心靈的疾病觀一致：疾病是人的一種生命性狀，展現了另一種生命狀態，是有意義的。福柯進一步提出：

生命的合理性，與威脅著生命的合理性完全同一。它們的關係不是自然與反自然的關係，相反的，因為兩者具有同樣的自然秩序，因而兩者相互契合，相互重疊。人們在疾病中辨認生命，因為對疾病的認識正是建立在生命的法則上。

榮格曾遇一個病人。該病人剛剛由於結腸脹氣做了一次手術，切除了四十釐米的結腸，但隨之而來的卻是再次明顯地脹氣。病人不顧一切地要求再做二次手術，外科醫生卻拒絕。不過，隨著某些內在心理事實的發現，病人的結腸恢復了正常功能。

作者曾接診過一位與「存有」痛苦有關的類風濕性關節炎來訪者：

該來訪者是五十五歲的男性，因反覆關節疼痛四處求治，後在上海某大型醫學院的附屬醫院被診斷為類風濕性關節炎，使用激素、免疫抑制劑、止痛藥等治療有效，但症狀反覆。有一次無意中在網路上看到類風濕性關節炎屬心身疾病，就抱著試試看的態度來做心理治療。

經過瞭解，該來訪者的疾病起因於八年前，他的獨生女兒找了個對象，對方不願做「上門女婿」，但當時同意讓他們的孩子跟母親的姓。一年後女兒在另一城市結婚，並育有一個兒子，但女婿遲遲不幫兒子取名字。這段時間兩方鬧過許多彆扭，女兒也因此差點與丈夫離婚。來訪者此時開始出現全身關節疼痛，全家人也開始陪他走上四處求醫之路……

開始時嘗試認知行為治療，但成效有限。後予以小劑量的阿密替林治療，成效亦差。此後就中斷心理治療，他帶著痛苦生活著。

半年前一次偶遇，他帶著兩歲的孩子在玩，談起關節炎的情況，他說現在大致上沒有症狀了，「自己都不知道是如何好的」。問起旁邊孩子的情況，他說是第二個外孫，跟自己的姓，言談中露出滿足的神情。

作者猜測，該來訪者早些年的痛苦或許是來源於其對「自我」消失的恐懼。因為在中國的文化中，生兒育女的一大功能是讓「自我」延續下去。

作者體會，許多軀體疾病都會涉及到人的「存有」痛苦，尤其是慢性疾病如偏頭痛、高血壓、糖尿病、腫瘤等。具體的說，在軀體疾病的背後常常隱藏著職業上的問題，在職業問題的背後則常常隱藏著婚姻和家庭的問題，而與所有這些問題都密切相關的則是關於死亡、無意義、孤獨和自由等基本的「存有」問題。正如臺灣許添盛醫師針對癌症的治療時所提出：

對癌症病人來說，真正該治療的是受傷而絕望的心靈、自我放棄而孤絕的生活方式、缺乏人生目標的無望感、無法唱生命中最想唱的歌的失落感，而藥物、化學和放射治療都只是輔助，它無法修復被殺死的細胞，也無法抑制癌細胞。

有關「存有」痛苦與軀體疾病，作者已在「禪療三部曲」中的第二部《喚醒身體的自癒力：用禪的智慧幫你找回心中的平靜》進行了許多論述，有興趣者可參閱。

Chapter 4

禪學對生命「存有」困境的認識

生活，意味著必須認識到我們每個人的存在藍圖……生活的意義……只不過就是每個人接受他的不可阻擋的環境，並且在接受它的時候，把它轉變為自己的創造。

——奥特加・伊加塞

自佛陀創立佛禪學以來，歷代禪師均以「了生死」、「獲自由」為己任，開發出了不少療癒生命的方法。可以這麼說，整個禪學的發展史，就是深化對生命「存有」困境的認識和應對的歷史。下面將從人生本苦、「存有」困境是逃避不了的、「我」並不存在、「我」是一種「存有」體驗等方面探討禪學對生命「存有」困境的認識。

人生本苦

我們每個人都遭受著自身命運之苦。

——維吉爾

人生本苦即四聖諦中的「苦諦」。禪學經典對「苦」的分類非常細緻，通用的分類體系有三苦和八苦：

所謂三苦者，是對於三受而言。一切眾生，在六道中，所受的境界，不出三類：即苦受、樂受、不苦不樂受，此三受悉皆是苦。苦受如饑痛，寒暑，貧病等，心身受苦時則生苦，是為苦苦。樂受如富貴壽考，花好月圓等，樂境變壞時則生苦，是為壞苦。不苦不樂受，雖然無苦，然而外則四相遷流，內則諸想不斷，是為行苦。欲界三苦俱全，色界只有壞行二苦，無色界只有行苦。

八苦者：一、生苦。在胎如處監牢，出胎如鑽穴隙，是為生苦。二、老苦。眼昏耳聾，氣虛體弱，是為老苦。三、病苦。四大不調，面黃肌瘦，是為病苦。四、死苦。疾痛喪生，水火殞命，是為死苦。五、愛別離苦。骨肉分離，魂牽夢縈，是為愛別離苦。六、怨憎會苦。惡眷敗家，仇人見面，是為怨憎會苦。七、求不得苦。名利愛樂，圖謀不成，是為求不得苦。八、五陰熾盛苦。五陰的作用熾盛，蓋覆真性，故捨報之後，復須受生，是為五陰熾盛苦。上七苦是果苦，後一苦是因苦。

可以看出，無論是哪一種「苦」，均與「存有」痛苦有關。佛經常用《黑白老鼠》的故事來描述這種「存有」的「苦」：

一次，佛陀為勝光王講了一個故事——

很久很久以前，有一個人在曠野中游走，被一頭兇惡的大象追逐。遊人驚慌失措，不知如何是好，恰好看到一口空井，井旁還有一棵大樹，趕緊抓著樹根，爬入水井藏身其中。這時候有兩隻老鼠，一隻白色，一隻黑色，它們開始啃咬樹根。水井四邊又有四條毒蛇，正吐著舌頭；水井下面還有一條毒龍，正向上張望著。遊人心中畏懼毒蛇、毒龍，又擔憂樹根被老鼠咬斷，真是進退兩難，不知所措。就在這千鈞一髮的生死時刻，從樹上的蜜蜂窩中滴下五滴蜂蜜，不偏不倚落入遊人嘴中。遊人頓時忘了一切恐懼憂愁，盡情品嘗那甘甜的蜂蜜。這時，由於樹身晃動，蜜蜂四散飛下，開始刺螫遊人。又不知從哪裡來了一團野火，燒著這顆大樹。

說完這個故事，佛陀又對勝光王說：「曠野比喻無明長夜的曠遠，遊人比喻凡夫眾生，大象比喻無常，水井比喻生死險岸，樹根比喻命根，黑白老鼠比喻晝夜，老鼠啃咬樹根比喻生命念念都在消逝，四條毒蛇比喻地、水、火、風四大，蜂蜜比喻財、色、名、食、睡這五種慾望，蜜蜂叮螫比喻邪思，野火比喻衰老疾病，毒龍比喻死亡。因此，大王應當明白，生老病死極其恐怖可畏，應當時刻保持警覺，不要被財色名食睡五種慾望所吞噬壓迫。」

佛陀透過這個故事告訴我們，我們的人生與故事中旅人所處的場景相似，充滿痛苦。

這種痛苦與現代心理學中的「壓力」和「應激」類似。首先，我們日常生活中時常會遇到各種刺激物，如早上被鬧鐘吵醒、去辦公室／帶孩子去上學遇到塞車、晚上回家後發現洗衣機需要修理、帳單需要結算，等等；其次，我們還會遇到來自環境的壓力，如冬天的寒冷、夏天的熾熱、各種噪音，等等；工作上和家庭中的壓力也經常會遇到，如主管要求做而自己不看好的項目，截止日期快到而任務還沒有完成，需要掌握一門新的專業技術，處理難纏的同事關係和親戚關係……。

在這些壓力處境下，「戰鬥」或「逃跑」的刺激反應會不時發生，如果處理不當，下面狀況可能就會出現：

（1）生理層面：出現血液系統、骨骼肌肉系統、神經系統和免疫系統的病變或功能障礙，如驚慌反應、身體緊繃、頭痛、腰酸背痛和高血壓；

（2）情緒層面：出現憤怒、易被激怒、煩躁、抑鬱、焦慮等壓力反應；

（3）行為層面：無法集中注意力、不能專注於工作、不能維持良好的人際交往、工作滯後以及缺乏靈活性；

（4）認知層面：缺乏自信、不能自我肯定、缺乏熱情、悲觀。

「存有」困境是逃避不了的

無論是女人還是男人，無論是懦弱還是勇敢，都不能避開自身的命運。

——荷馬

佛陀把「苦」作為四聖諦之首，說明這種「存有」困境是無法逃脫的。下面就用佛陀出家前的傳說來說明這種狀況：

佛陀出家前名叫悉達多，是位於現在尼泊爾的一個王國的王子。按當時的習俗，他的父親請來婆羅門的僧侶為這個新出生的王子預測未來。由於當時沒有類似現代的 Apgar 評分（阿普伽新生兒評分）系統，所以僧侶們只能去看王子身上有沒有三十二相，而在王子身上也確實發現了這三十二相，從而得出結論，王子命中註定要成為世界上偉大的政治領袖或者精神領袖。像多數父親一樣，悉達多的父親當然也希望兒子能夠子承父業。於是，國王想盡各種方法來防止悉達多對精神層面的事物感興趣。為了達到這一目的，他要求悉達多只能待在皇宮裡，但可以享用各種能給自己帶來快樂的東西。國王這樣做是基於：如果他不知道什麼叫痛苦，就不會有興趣去做一個精神導師。

有時候王子堅持要出宮去看一看，此時，國王會下令將宮外一切有可能會引發煩惱的事物都隱藏起來。這就像我們每次要舉辦什麼大型活動或上級來考察前都要把城市重新粉飾一番一樣。然而，當王子漸漸長大之後，他不再那麼聽話了，並且充滿了好奇心。有一天，在沒有得到父親同意的情況下，他說服了自己的一個隨從帶他到宮外去看一看。據說，在第一次偷偷出宮的過程中，年輕的悉達多看到了一個老人。於是，他就問那個隨從：「這是什麼？」

隨從回答道：「衰老。」

王子又問道：「這種東西會發生在什麼人身上？」

隨從回答道：「幸運的人。」

這個發現讓王子感到有點不舒服，於是他回到了皇宮。在第二次偷偷出宮的過程中，王子和他的隨從又看到了一個生病的人。王子便問道：「這是什麼？」

隨從回答道：「疾病。」

王子又問：「這種東西會發生在什麼人身上？」

隨從答道：「大多數的人。」

在第三次出宮的過程中，他們見到了一具屍體。

「這是什麼？」王子便問道。

隨從回答道：「死亡。」

「這種東西會發生在什麼人身上？」王子又問。

「每個人，我認為。」隨從說。

這個時候，王子的心裡再也不能平靜了。他越來越渴望了解這個世界。於是，他再次說服那個隨從帶他出宮。這一次，他們遇到了一個悠閒自在的出家修道者。

「這是什麼？」王子問道。

他的隨從大致是這樣回答的：「是一個想要找到辦法來應對我們前幾次所看到的那些情況的人。」

就這樣，王子對快樂的幻想頓時破滅。他不再滿足於自己目前的生活。他想要找到一種如何來應對現實的生活方式。其實，我們也一樣，除衰老、疾病和死亡不可避免外，還有無數各式各樣的遺憾和失望，會在我們無法得到想要的東西時出現。

因此，「存有」困境是逃避不了的，這一點是顯而易見的。如果能自然地走完生命旅程，那已是幸運。正如下面這則故事所說：

一個富翁請來一位禪師，要對方寫一些話祝福他的家庭來年快樂和昌盛。這個大師寫道：「父親死、兒子死、孫子死。」富翁一看大怒：「你為什麼給我寫這樣痛苦的事？」

禪師回答道：「如果你兒子死在你之前，會帶給你的家庭無法承受的悲傷；如果你的孫子死在你的兒子前面，仍會帶來無限的傷痛；如果你的家庭能夠按我寫的那樣世世代代按順序死亡，那將是生命自然的旅程。這才是真正的幸福和財富。」

「我」並不存在

忘記你個人的悲劇吧。我們打從一開始就都受到了欺騙，在我們能夠嚴肅地寫作之前，更是會遭受猛烈的傷害。不過，受到這該死的傷害時，就利用去它——不要和它一起欺騙。

——厄尼斯特・海明威

「無我」是禪學的核心理念之一，意指沒有一個具體、實在的「我」。換句話說就是，「我」並不存在。這是世界上許多傳統宗教的共同認知。例如，罕奇拉比講過一個（猶太教）哈西德派的故事：

他沒有清單和規則就活不下去。事實上，連要這個人自己進行思考都很困難，以至於他連晚上睡覺都猶豫不決，害怕早上醒來時找不到衣服。一天，他又要列一份清單——手裡拿著紙和筆，他準確地記下了他要穿的衣服放在哪。第二天早晨，這個人非常高興地查閱清單，在前一天晚上放的地方找到了帽子、短襯褲、襯衫等。「非常好，」他穿上衣服時心想，「但我現在在哪兒呢？我在世界的哪兒呢？」他看了又看，但只是徒勞，他不知道自己在哪兒。「這就是我們的狀況所使然。」拉比說道。

事實也是如此，由於我們的大腦持續不斷地將生命中的點點滴滴解讀為各式各樣的資訊，這些資訊在我們的內在和外在留下痕跡，久而久之，這些資訊就被我們解讀為「自我」。美國心理學家帕維爾．G．索莫夫認為：「自我是一種內在的自我描述日誌、是我們偏愛引用的自我描述的集合、是我們成就的履歷，等等。自我意識是被加在我們身上的，因此是易被傷害的。一個小小的性格刺客就能讓我們的自我概念血濺當場。」

世界著名和平運動家、思想家李承憲也提出了類似觀點：「生命始於放空自我。」強調了將自己從「我」的束縛中解放出來的重要性。歷代禪師對此都非常重視。例如，慧能禪師就是讓惠明禪師內省「哪個是『我』」而悟道的：

惠明作禮云：「望行者為我說法。」

慧能云：「汝既為法而來，可摒息諸緣，勿生一念，吾為汝說。」明良久，慧能云：「不思善，不思惡，正恁麼時，哪個是明上座本來面目？」

惠明言下大悟。

如果我們對「我是誰」進行邏輯思考，就會發現，從鏡子裡、從他人的看法裡、從社交回饋裡、從公眾意見裡、從生活環境裡、從你的關係狀態和角色裡、從物質財產裡，是找不到「我」的。同樣的，從自己的想法、情感、自我定義、語言、事件和生物學資料中，也是找不到「我」的。正如帕維爾．G．索莫夫所提出：

我不是物理之鏡；

我不是他人對我的看法、反應和期待；
我不是我自己的思維或意識內容；
我不是我的想法、情感、感覺或記憶；
我不是我的語言，也不是任何對自身的概念性定義，或者任何形式的自我描述；
我不是「我」這個詞，同樣我也不是任何其它的字，我不是我的名字或故事；
我不是任何時間點；
我不是我的過去、成就、事實或歷史；
我不是我的潛能或未來；
我不是我的社會背景；
我不是我所有的、所創造的或所支配的東西；
我不是我的關係狀態或角色；
我不是我的軀體、年齡或外表；
我不是任何事物；
我不是這個，也不是那個。

在電影《鬥陣俱樂部》裡，泰勒對此也有一段精闢的論述：

你的工作不能代表你自己，
你的銀行帳號不能代表你自己，
你開的車不能代表你，
皮夾裡的東西不能代表你，
衣服不能代表你，
你只是芸芸眾生中的一個。

「我」是一種「存有」體驗

確實有一些無法用詞語表述的事情，它們使自己表現出來，它們就是神秘的東西。

——維特根斯坦

既然「我」並不是具體的事物，那麼，在世界上獨一無二的，能思考、能感覺、能講話的，被稱為「我」的，到底是什麼呢？

在禪學中，這個具有「存有」的「我」往往被稱為「自性」、「真我」、「佛性」、「真性」、「真如」。例如，月稱禪師就將「我」定義為「不依賴於外在的本質，純粹的真性」。佛陀在關於「四個老婆」的故事中說得更為明確：

有個富商共娶了四個老婆：第一個妻子伶俐可愛，整天陪著他，寸步不離；第二個妻子是搶來的，是個大美人；第三個老婆，沉溺於生活瑣事，讓他過著安定的生活；第四個老婆工作勤奮，東奔西忙，使他根本忘記了她的存在。

商人要出遠門，為排解長途旅行的寂寞，他決定在四個老婆中選一個陪伴自己旅行，於是把自己的想法告訴了四個老婆。第一個老婆說：「你自己去吧，我才不陪你呢！」第二個老婆說：「我是被你搶來的，本來就非甘心情願當你的老婆，我才不去呢！」第三個老婆說：「儘管我是你的老婆，可是我不願意受風餐露宿之苦，我最多送你到城郊。」第四個老婆說：「既然我是你的老婆，無論你到哪裡我都跟著你。」

於是商人帶著第四個老婆開始了旅行。

最後，釋迦牟尼說：「各位，這個商人是誰呢？就是你們自己。」

在這則故事裡，第一個老婆就是指肉體，死後還是要與自己分開的；第二個老婆指財產，它生不帶來，死不帶去；第三個老婆指自己的妻子，活時兩個相依為命，死後還是要分道揚鑣；第四個老婆是指自我本性而言，人們時常忘記它的存在，但它卻永遠陪伴著自己。換句話說就是，只有「自我本性」才是真實的自己。

這個「自我本性」又是什麼呢？

維韋卡南達提出：「人類首先由外在的覆蓋物組成，也就是我們的身體。其次，由頭腦、智力和利己主義組成。而在一切之後，才是真我。」存在主義哲學家和心理學家們認為，「存在先於本質」。因此，這裡的「自我本性」、「真我」是一種「意識狀態」，是一種「存有」體驗，是一個持續建構的過程。也就是說，比起名詞，「我」更應該是一個動詞的「我是」而非資訊的「自我」。存在主義哲學家沙特所說的「我是我的選擇」、「我是我的自由」即是此意。分析性心理學家卡爾・榮格在回憶錄中對此也有一段精闢的論述：

> 我走在去學校長長的路上。突然在某個時刻，我感到自己從一片迷霧中清醒。我在當下明白了：我就是我自己。就像一團厚重的迷霧在我背後，那迷霧後面並沒有一個「我」存在。就在這個時刻，我遇見了我自己。當然，在此之前我也是存在的，但是所有的事情僅僅是發生在我身上。而現在我明白，我是我自己，我是存在的。之前的我是遵從別人的意願去做事情，現在，我要遵從自己的意願。

美國整合哲學家、超個人心理學家肯・威爾伯也提出類似觀點：「自我並不是某個角色，因為自我是對這些角色的純粹覺察，因此可以在任何情況下超越任何角色」；你是「純粹的覺察，是不為思緒、情緒、感受和慾望所動的正見」；「我是那僅存的純粹的覺知」。下面再藉故事「人與上帝間的對話」來說明「『我』是一種『存有』體驗」：

一個人死了……當他意識到後，他看見上帝提著手提箱走近他。

上帝：好吧，孩子，該走了。

人：這麼快？我還有很多計畫呢……。

上帝：抱歉，但是的確該走了。

人：你那個手提箱裡有什麼？

上帝：你的所有物。

人：我的所有物？你是說我的東西……衣服……錢……。

上帝：那些東西從來不是你的，它們屬於地球。

人：那是我的記憶？

上帝：它們屬於時間。

人：那是我的才華？

上帝：不，它們屬於事件情境。

人：是我的朋友和家人？

上帝：不，孩子，他們屬於你人生旅途的經路。

人：是我的妻子和孩子？

上帝：不，他們屬於你的心。

人：那一定是我的身體了。

上帝：不，不……它屬於塵土。

人：那肯定是我的靈魂。

上帝：孩子，你錯了，你的靈魂屬於我。

人……。

人眼含淚水，滿懷恐懼地從上帝手裡拿過箱子，打開了它。

人：空的！

他淚流滿面地問上帝……。

人：我從來不曾擁有任何東西嗎？

上帝：是的，你從未擁有過任何東西！

人：那麼，什麼是屬於我的？

上帝：你的時刻，每一個你活著的時刻都是你的……。

Chapter 5

現代心理療癒系統中的禪學智慧

禪宗佛教作為對西方過分個體化的意志與意識的一種矯正措施，已經具有，並且將繼續具有根本意義。

——羅洛・梅

與東方的禪學智慧相似，所有西方心理治療體系都是在探索自我痛苦的成因，想瞭解心理苦惱的來源是什麼。因此，它們具有很多的相似性。又因為它們產生於不同的文化系統，彼此可產生許多互補。可以這麼說，如果整合地運用禪學智慧與現代心理療癒系統的知識和方法，對解決人類心靈的痛苦必將帶來更大的幫助。

下面將就行為主義治療、精神分析／分析心理學、存在主義治療、人本主義治療、情緒聚焦療法、辯證行為治療、接納與承諾理論等現代心理療癒系統中的禪學智慧進行論述。

行為主義治療中的禪學智慧

人天生就是行動的而不是思索的。

——謝林

行為主義被稱為心理學的第一勢力，從18世紀末期的巴夫洛夫開始，到二十世紀四五十年代美國心理學界的動物實驗達到鼎盛時期。行為主義學派的焦點在於科學上的可觀察性，也就是學習和行為。從目前的臨床看，行為主義兩大著名的臨床產物——行為治療和認知治療都占有重要的地位。例如，行為治療是恐懼症的治療方法之一，認知治療對某些類型的抑鬱症比較有用。

傳統的行為主義比較重視外在可觀察的現象，而不管黑匣子——大腦中的動機，這種方法與禪學中的禪師授徒的模式類似。因為禪學中的學習強調「不問究竟、只管實踐」，「少用『腦』想、多用『心』體驗」。例如：

僧人問：「怎麼樣才能說出那個真理的祕密？」

趙州禪師咳嗽了一聲。

僧人急著問：「莫非就是這個？」

趙州禪師笑著說：「老僧咳嗽一下也不行嗎？」

經過發展，行為主義的觀念更接近禪學語言。它把痛苦歸因於人所接受的條件作用，人學習（或形成條件反射）以錯誤和非理性的方式來感知、思考、對情境做出反應，從而產生負面的感受、抑鬱、焦慮和痛苦。透過重新學習以建立新的條件反射，就可以克服舊有的學習模式。這與禪修訓練中的「止禪」類似，透過不斷地培養「專注」的能力，「自動對話」和原有思維模式就會發生改變。

需要注意的是，儘管禪學智慧與行為主義療法具有上述共通性，但兩者還是有明顯的區別。禪學智慧強調透過禪修，最終脫離所有的條件反射，消滅「二元對立」，領悟「空性」，達到「圓融」的狀態。而行為主義療法不可能達到如此境界，往往只是以新的條件反射代替舊的條件反射，頂多只能得到新而較好的、具有一定適應力和彈性的狀態。例如，一個本來對橋感到恐懼的人，可以學會放鬆地過橋；一個因為事業失敗而認為自己是世界上最糟糕的人，甚至嚴重抑鬱到想自殺的地步，只要認識到人總會犯錯或許抑鬱就會減輕。但絕不可能達到禪學裡的靈性體驗。

作者曾治療過一例精神官能症來訪者：

該來訪者看到墳墓就怕，不敢坐電梯、坐車，還患有「懼高症」……開始治療時運用行為療法，治療師教會她放鬆術，對她實施減敏療法後，有些幫助，但她的恐懼內容經常改變，她自己從《腦鎖：如何擺脫強迫症》中學會了「對付強迫的四步法」，每當腦中跳出令人恐懼的念頭時就告訴自己：「這是假的」或「強迫念頭來了」，然後重新聚集到其它事情上。這一方法能讓她當下好受一些，但腦中的念頭仍然很多。此後透過修習禪學中的「接受死亡」、「正念」／「內觀」等方法，這些念頭逐漸減少。用她自己的話說：「真的改變了」。

因此，如果把禪學智慧與行為主義療法結合使用，療效將會讓人更滿意。

精神分析／分析心理學中的禪學智慧

人身上，以及心理本身，生來就存在著朝向一致性的「驅力」，也就是，想要獲得更多的體驗以及這種體驗的整合的需要。因此，生命不僅僅是一系列隨機、雜亂的事件和觀察，而是擁有形式和潛在的意義。

——胡塞爾

自佛洛伊德創立精神分析學派以來，心理學界開啟了人類對靈性的認識。精神分析學和榮格創立的分析心理學又被稱為深度心理學，它們都透過自我向潛意識尋找答案。

它們的理論認為：表層受限的自我會切斷自身深層來源的聯結，導致心靈的痛苦、不真誠的存在、防禦機制、狹隘的意識、虛假的自我；療癒、完整、整合、凝聚或健康都有賴於自我重新聯結到深層的來源。這些認識與許多禪學觀點相似。

下面從各種角度對禪學智慧與精神分析／分析心理學的相似和相異進行分析。

一、精神分析中的禪學智慧

（一）「童年創傷」、「潛意識」與「業」、「末那識」

佛洛伊德學派認為，成人受到童年期的決定性影響、夢是有意義的、許多感受和衝動對生活的影響是不受理性和意識「自我」控制的，我們都有潛意識的防禦以抗拒這些感覺。

經典精神分析學派還認為，父母由於自身的創傷，無法處理小孩的創傷；小孩為了保持自己在家庭系統中的位置，於是壓抑自己的感受和痛苦，一段時間之後，就意識不到這些感受和痛苦了。孩子長大後形成長期緊綳的身體姿勢，不斷重複類似事件，以致成人後仍然以幼時的防衛姿態生活。內心狀態的壓抑和其它逃避的防禦機制，就成為內在分裂、心靈痛苦和衝突的根源。

經典精神分析學派所提出的「童年創傷」和「潛意識」發病觀，與禪學中「業」、「末那識」相類似。

「業」指的是主宰輪迴的動力，或驅使造作的力量，又稱「業力」、因果報應。佛禪學認為，個人所造的善、惡諸業，往後必招感相應的苦、樂果報。「童年創傷」導致的成年痛苦在佛禪學中稱為「順現受業」。

「末那識」是意識的根本，其本質是恒審思量。因為它是執取第八識（阿賴耶識）的見分或其種子為我，使意識生起自我意識，所以末那識又稱為「我識」。這基本上是一種「我執」的作用，由此而形成煩惱的根本。這種「我執」的具體表現是，我的具體生命在過去現在未來所思想所經驗的東西，有其餘勢，以種子的形式，攝藏於第八識的阿賴耶識中。「末那識」在下意識層面執取這些種子，以之為我。因此生起貪、瞋、癡、慢、疑等種種煩惱。

（二）關於「自我」

據約翰．英格勒研究，精神分析的客體關係理論與佛禪學在描述「自我的本質」時的方式相似：在內在生活和外在現實間適應和綜合的過程中，在身為一個「自我」（self）所感受到的經驗中，產生個人的持續感和相同感。約翰．英格勒還提出：

在兩種心理學中，「我」（I）的感覺（也就是關於個人的單一性和持續性，在時間空間和跨越各種意識狀態中相同的「自我」）被視為不屬於人格，不是生俱來的東西，也不是我們心理或靈性的固有結構，而是從我們對客體的經驗逐漸發展出來的。自我是從客體經驗建構出來的，我們所認為的自我，覺得如此真實存在的自我，其實是內化的形象，是一個混合體的呈現，是過去與客體世界相會的選擇性「記憶」和想像出來的「記憶」所構建的。事實上，自我被視為是每一瞬間不斷重新建構的，不過，兩個體系也都同意，大部分情況下，人並不是以這種方式來經驗自我的。自我感的特徵具有時間上的連續性，擁有經過一段時間仍然不變的感受。

可以看出，精神分析中的客體關係理論和佛禪學都把「自我」看成是一連串的表現，是持續不斷的建構過程，是一連串快速變動的非連續表象；這些表象在心智中移動的速度極快，所以才有一個穩定、持續不變的自我，但這種自我感其實只是一種錯覺，是一種由許多影像快速閃過而建立的幻象。換句話說，「自我」只是一種「存有」體驗。《金剛經》提出的「過去心不可得，現在心不可得，未來心不可得」正是對此所作的最好概括。

進一步分析可發現，這種「自我」屬於禪學「八識」中的前「六識」範疇。它們分別是：

（1）眼識：我們的眼睛能看到各式各樣的東西，就是眼識的功能；

（2）耳識：耳朵具有聽覺；

（3）鼻識：鼻子具有嗅覺；

（4）舌識：舌頭具有味覺；

（5）身識：身體具有觸覺；

（6）意識：意識是第六識，能認識抽象概念。

其中，前五識是感識，認識具體物件，有一識起作用，意識便同時俱起。

（三）精神分析與「滅苦」

約翰．英格勒曾把禪學中的「苦苦、壞苦、行苦」與精神分析中不同層次的客體關係進行了對照：

（1）苦苦：或「普通的痛苦」，相當於穩定的自我結構和完整的客體關係中，因為衝動和禁止兩者所造成的神經質衝突，也相當於「人類平常的不快樂」。佛洛伊德曾說，可以借此解除精神官能症的痛苦。

（2）壞苦：或曰「改變所造成的痛苦」，相當於邊緣型疾病和功能性精神病。這時的核心問題是自我連續感的困擾、驅力和情感的波動、「自我」狀態的對立和解離、缺乏穩定的自我結構，以及缺乏與客體世界的持續關係。在這個層次的人格結構中，對脆弱的自我最深切、最廣泛的威脅，就是改變，比認同的形成和客體的持續性更為重要。

（3）行苦：或曰「因緣所生的痛苦」，對西方心理學來說，這種彌漫在人格結構所有層次之中，包括正常和不正常都會有的痛苦，是全新的精神病理範疇。

可以看出，精神分析中不同層次的客體關係與禪學中的「苦諦」相似。

佛洛伊德曾經說，精神分析的目的是把神經的痛苦減輕成一般程度的不快樂。這種觀點與禪學四聖諦中的「滅諦」又是何其相似。

（四）敏銳的覺知

精神分析和修禪都由逐漸敏銳的知覺來推進。例如，精神分析在處理移情作用時，會越來越注意來訪者和治療師之間，對感受、表象、知覺的細微差異。在這個過程中，會因為細膩地注意當下的關係而進入此時此刻，使知覺更為精細，使來訪者能說出對關係的經驗，並可因此重新經歷童年的致病感受和經驗，達到療癒的目的。這種使知覺精細的過程正是修禪過程的部分：敏銳地注意當下的思想、感受和知覺經驗，使頭腦中的念頭由粗逐漸變細，最終達到超越的境界。

也就是說，覺知能力的強化、細膩的內心狀態的說明和分化是精神分析和禪修的共同性。當然，他們在覺知的範疇或許有些不同，精神分析所探索的焦慮，是自我的匱乏狀態，而禪學探索的，則是以成熟自我為起點的超越狀態。

（五）面對一切發生的事

精神分析師運用「自由聯想」、「均勻懸浮注意」等「揭露」技術，要求來訪者不經篩選地說出所有感受和想法。同樣地，禪學中的「正念」／「內觀」也強調覺察意識升起的每一種內容的重要性，不可對這些想法、感受和表象進行譴責或辯解，也不可壓抑或逃避。

（六）時間取向

禪學智慧強調「當下」，不可執著過去，也不可執著未來。禪修的主要內容往往是詳細地探索當下。這一點與早期的精神分析差異較大。自佛洛伊德開始，精神分析學派很長一段時間都認為：「詳細檢視過去是治療的關鍵」，從而把注意力焦點過度地放在過去。現在精神分析已改變這種狀況，在處理移情作用的過程中，非常重視治療師和來訪者在此時此地的溝通細節，開始接近「人際禪修」。

二、榮格分析心理學中的禪學智慧

（一）集體潛意識與阿賴耶識

榮格學派在解釋人類「存有」困境時，認為自我的痛苦和煩惱來自於潛意識的分裂，自我由於創傷、壓抑、有缺陷的自我結構、學會逃避痛苦和焦慮的防衛而一直與自身分裂。

他提出的潛意識除了佛洛伊德所說「慾望翻騰」的本我之外，還包括了神話、原型、靈性能量的集體潛意識。原型的實例包括神聖孩童、母親、處女、巫婆、戰士、魔法師、愚人、受過傷的療癒者、國王、皇后、智慧老人或老婦等。在佛禪學中，有許多類似的形象存在。例如，佛陀在悟道前夕所遇到的魔羅，即是集體潛意識中的原型。

從宏觀的角度看，榮格學派所說的集體潛意識與禪學中的「阿賴耶識」頗為一致。因為，在禪家看來，阿賴耶識又被稱為藏識，是本性與妄心的和合體，含能藏、所藏、執藏三義，是一切善惡種子寄託的所在。一切眾生，每一個起心動念，或是語言行為，都會造成一個業種，這種子在未受報前都藏在阿賴耶識中。

（二）自性／自身與佛性

自我是個錯綜複雜的因素，是一切意識行動的主體，由經驗造就的人格組成。如果療癒停留在「自我」的層面，就會顯得比較膚淺。榮格看到了這種不足，提出了自性／自身（Self）的概念。他在書中寫道：

雖說自我的基礎是無限的，但和意識一樣是一個整體。在理論上，自我這個有意識的因素，可以被完整地描述。不過，各種描述就算合起來，也永遠無法畫出一幅有意識的全景。那些不為主體所知的特徵將被忽略，而一幅全景必將囊括所有因素。即便在理論上，要完整描述人格也是不可能的。因為它的無意識部分是無認知能力的。經驗清楚地告訴我們，這無意識的部分絕非無足輕重。相反，一個人最為關鍵的品質，恰恰總是無意識的，只可被他者察覺，或者借由外力被發掘。

顯然，完整的人格與自我並不一致，或者說與有意識的人格並不一致。人格形成了一個有別於自我的實體……。我建議把這種全部的人格稱作自性／自身。

那麼什麼是自性／自身呢？榮格進一步提出：

在經驗特性描述的基礎上，自性成為「聯合」與「總體」那至高無上的理念之後的表象，為所有一神論及一元論體系所固有。

自性會出現在最高到最低的所有狀態中，因為自性如同守護靈一樣，超越自我人格的範疇。

自性指的是那個像「真我」，像「道」那樣不僅在我之中，而且也在所有人之中的東西，它是心理的總和。

為了使人更加明白自性的含義，榮格借《廣林間奧義書》裡的內容來描述：

彼居萬物內中者，而有異於萬物，為萬物所不知，而以萬物為身，於萬物內中管制之，此即汝之性靈，內中主宰，永生者……外乎彼，無見者也。外乎彼，無聞者也。外乎彼，無思者也。外乎彼，無識者也。是即汝之性靈，內中主宰，永生者！——而有異於彼者，是則苦矣！

可以看出，榮格所說的自性／自身與禪學中的佛性的含義相近，都具有「完整性」、「超越性」等特性。正如佛經所言：

佛言：善根有二：一者常，二者無常，佛性非常非無常，是故不斷，名為不二；一者善，二者不善，佛性非善非不善，是名不二。蘊之與界，凡夫見二，智者了達其性無二；無二之性，即是佛性。

此外，自我就是某種包含一切的總體（自性／自身）的表徵，自我與自性／自身的關係，有如禪學中的假我與佛性的關係。所羅門．特利斯莫辛對此作了清晰的表述：

去研究你的真性，你只是它的局部，你認識到的這一你，才是你的真實的你。所有外在於你的，同樣也內在於你。特利斯莫辛如是說。

（三）不用「腦」思考，而用「心」體驗

榮格在美國遊歷時遇到一位印第安酋長。酋長對他說：「白人全都是瘋子。」榮格問為什麼，這位酋長對他說：「白人說他們用頭腦思考。」「難道不是嗎？你用什麼想問題？」榮格感到很困惑。酋長用手輕撫胸口，說：「我們用心。」

這一理念在榮格的著作中表現得非常充分，例如：

一個人會覺得自己擁有某一事物，這是幻覺之源。實際上，人不過是擁有萬物的名字，儘

管人們長期誤以為名字魔法般地表徵著萬物，能叫出名字就可以理所當然地設想其存在。幾千年來，擁有理性大腦的人們一直有機會看穿這種自負，明白這種自負一無是處，但卻沒有阻止人們從智性上掌握事物，僅僅接納事物的表面價值。我們的心理經驗充分表明：對心理學事實的智性「理解」，產生的不過是其概念；而一個概念無非是一個名字，一種「聲息」。這些智慧性上的「計數器」，可以被輕易地四散傳播。它們一傳十、十傳百，毫不費力，因為它們沒有重量或實質。它們看起來圓滿，實際上是空的；它聲稱指派給我們重責大任，其實將我們交付於虛空。毋庸置疑，智性在其自身的領域中是有用的，但當它試圖操控價值時，卻像個智性的說謊家和幻術師。

榮格在書中對所謂的純理性主義批判道：

對某些標榜啟蒙的理性知識份子來說，能把問題予以簡化的科學理論乃是最好的防禦手段，因為現代人傾向於相信任何貼有「科學」標籤的東西。這一標籤能立刻使人心情平靜，幾乎就像當年的「羅馬說了一切就已經定了」一樣。而我卻認為任何科學理論，不管多麼精緻，從心理學的角度看，其價值都不如宗教教義。基於一個簡單的理由：理論必然是高度抽象和絕對理性的，而宗教教義卻是通用的……。宗教教義比科學理論能更完整的表達心理。因為宗教教義表達的是自覺的意識。

這種觀點完全與禪學理念吻合。參禪學公案、話頭的主要目的就是打破理性思維。例如，對於禪門公案「隻手之聲」，如果你只用思考，是不可能有解的。

（四）關於「完整性」

在榮格的理論體系中，充滿了大量「完整性」這一術語，他把「完整性」視作人類心靈的共同追求。例如，他在書中提出：「心靈的『更新』並不意味著實際上的意識改變，而是一種原初狀態的恢復、復原。這與心理學的實證結果一模一樣：『整體性』原型始終都是存在的，但很容易從意識的範圍中消失，或全然未被覺知到，直到人們在基督形象中認出它來。」

榮格認為，任何人都存在人格的陰暗面（陰影），男女是一體的，男人體內存在女性成分（阿尼瑪），女人體內存在男性成分（阿尼姆斯），這些成分無法忽略或逃避，否則，就有可能會導致束縛，甚至悲劇。例如：

如果一個個體沒有整合潛意識中的陰影，他會把自己和他人的生活搞得一團糟，卻無力看到整個悲劇的根源就是在他自己身上。當然，他並非是有意識的。他只是有意識的忙著咒罵這個無信的世界和周圍同伴，咒罵外界與自己日漸疏離。最終，被自己無意識因素建構的幻象牢牢困住。

「完整性」、「消除二元對立」也是禪學的核心理念。例如，趙州禪師用「萬法歸一、一歸何處」來提醒學人不要有分別心。

此外，榮格非常重視直覺能力的培養、運用「積極想像」來溝通「意識」與「潛意識」，這與禪修過程基本一致，作者已在《喚醒身體的自癒力：用禪的智慧幫你找回心中的平靜》中進行相應論述，有興趣者可參閱。

存在主義治療中的禪學智慧

但是除了一個人生活中那種簡單和諧外，幸福又會是什麼呢？

——阿爾貝・卡繆

禪是東方人的存在主義，存在主義是西方人的禪。

——包祖曉

存在主義取向治療，起源於歐洲的存在主義哲學和現象學運動。存在主義哲學的創立者齊克果認為：存在的基礎是生命與死亡之間的對話；面對無可避免的死亡時，人類的反應通常是擔心、恐懼；這種恐懼和擔心的反應可以是靈性的、超個人的，那便是信心。後來經過尼采、沙特等不信靈性實相者的發展，存在主義脫離了神學理論，開始關注身為人類的真實「生活經驗」。

二十世紀四〇年代開始，存在主義取向治療在美國得到了空前的發展。當前的存在主義療癒者普遍認為，人類的基本處境是恐懼、焦慮、死亡的覺察，意義的缺乏，害怕承擔自己的行為和選擇的責任。逃避這些核心經驗會導致不真誠的存在，不願直接面對自己的經驗，從而轉向膚淺的瑣事，比如在工作、關係、藥物、娛樂中失去自我，以避免面對存在的痛苦和生命本然的恐懼。

相應的，存在主義的主要治療措施，是以真誠的存在取代不真誠的存在，正面迎向存在的處境，掌握關鍵主題：責任、選擇、死亡的覺察、意義的缺乏、存在的焦慮以及孤獨，使人能放下不真誠的瑣事，去面對死亡、適應存在的孤獨與焦慮，為自己做出選擇並負起責任。在此過程中，可以創造有意義的生活，真誠表現自己的價值和信念，並承認人類處境與生俱來的痛苦。

可以看出，存在主義這些理念與禪學智慧存在著驚人的相似。正如羅洛・梅所說：「最後，我們還需要注意存在主義與諸如老子的著作、佛教禪宗等東方思想之間的關係……。」

在佛教禪宗中，我們也震驚於它們之間的相似性。這些東方哲學與存在主義之間偶然的相似要深刻得多。兩者的研究都關注於本體論和存在。兩者都尋求一種與在主觀—客觀分裂之下切開的現實的聯繫。兩者都堅持認為，西方專注於征服自然，並想獲得戰勝自然的力量，這樣的思想不僅導致人與自然的疏遠，還間接地導致人與他自身的疏遠。出現這些相似性的根本原因在於，東方的思想從來都沒有遭受主觀與客觀之間的徹底分裂（西方思想之特徵），而這種兩分法正是存在主義試圖克服的。

作者認為，從某種程度上可以說：「禪是東方人的存在主義，存在主義是西方人的禪。」下面從各種角度對禪學智慧與存在主義的相似性進行分析。

一、活在當下

把當下視為唯一的事實，是存在主義治療取向的主要特徵。與精神分析重視過去不同，存在主義治療取向的時間架構是橫向的，也就是說，所有力量都被視為當下此刻的行動。

存在主義治療師認為：過去以記憶、歷史、懊悔等存在於此時此地，回憶時，我們是在當下進行回憶；未來以期待、希望、預演、擔心等存在於此時此地，想像未來時，我們是在當下想像。

禪學智慧也強調把時間焦點放在此時此地，相關論述在禪學典籍中非常豐富。下面舉兩則來說明：

雲門文偃禪師對大家說：「十五日以前，月亮還沒圓就先不問你們；十五日以後，月圓了，告訴我，這是什麼樣的境界？」

大眾無言以對，雲門替大家回答說：「日日是好日。」

雪庭元淨禪師在法堂上說：「開悟的人，過一萬年就像一天那麼逍遙；沒悟的人，過一天卻像一萬年那麼長。」

禪修過程即是訓練活在當下的能力，如果念頭跑到過去，輕輕地把它拉回當下這一刻；如果念頭跑到將來，還是輕輕地把它拉回到當下這一刻。

二、覺察

存在主義取向治療的主要途徑和目標之一是：以覺察作為實際經驗的核心和關鍵，使人能自由地進入經驗。例如，「此時此刻我覺察到……」，強調覺察的內容，使之更為生動，這類似於「說話的禪修」或「正念地說話」。

存在主義取向的治療師傾向於把人視為當下的整體，直接處理創傷和防禦，使來訪者不再分裂而能完全地進入當下的經驗。即使什麼也沒有經驗到，但完全地投入仍然有強大的療癒作用。這與禪學中的正念禪修相似，只是去觀照。

三、重視軀體感覺

許多存在主義治療師喜歡在治療過程中運用冥想的技術，讓來訪者注意軀體的感覺，向當下經驗敞開，而不陷入幻想的心理世界。用皮爾斯的話說就是：「丟掉腦袋，喚醒感官。」施奈德非常善長此道，稱之為引導冥想或具身冥想：

這種方法被證明對許多來訪者都很有效，特別是對那些過分理智化鬥爭的來訪者。具身冥想以一個簡單的基礎練習開始，比如有意識地呼吸或漸進式放鬆（通常需要閉上眼睛）。然後，邀請來訪者去感覺他／她的身體。治療師可能會問來訪者，身體的什麼地方感到緊張（如果有的話）？如果來訪者確認了一個經常緊張的地方，治療師會要求來訪者盡可能豐富地、具體地描述，緊張的地方在哪裡？那裡感覺如何？接下來，如果來訪者能夠繼續沉浸其中，治療師會邀請他／她把手放在那個不適的部位。下一步，鼓勵來訪者去體驗這個部位。一些提示性的語言可能非常有治療價值，如「當你去接觸身體的這個部位時，有什麼感覺、感受或形象浮現（如果有的話）？」……

可以看出，這具身冥想與修禪過程的「觀呼吸」和「觀軀體感受」相似得令人驚訝。

四、真誠

存在主義治療強調「在場」的培養。所謂「在場」，是指「在……面前。」羅洛・梅提出：

「對他人存在（being）的領會，會根據我們對此特定事情的不同理解，而發生在完全不同的層面上。」為了「領會來訪者的存在」，並最終幫助來訪者「領會自己的存在」，治療師必須完全地、真誠地在場。

直白地說，存在主義治療強調治療過程的人性化，治療師和來訪者間需建立對等、相互、人對人的關係。用皮爾斯的話說就是：「我—你」關係。

這種關係與禪學中的慈悲相類似，不把來訪者完全視為「他者」。

其它療癒系統中的禪學智慧

> 生命與生俱來就是有意義的，然而這並不能保證生活是輕鬆自在的。
>
> ——Emmy van Deuren

禪學智慧除與上述主流的療癒系統密切相關外，還體現在許多其它療癒系統中。下面進行簡要介紹。

一、人本主義治療中的禪學智慧

人本主義發端於二十世紀五〇年代，被稱為心理學的第三勢力，代表人物主要有卡爾・羅傑斯和亞伯拉罕・馬斯洛。

卡爾・羅傑斯提出了「以來訪者為中心」的原則，強調無條件地接納。根據羅傑斯的觀點，無條件積極關注是心理治療的前提，它主要表現為心理諮商師對來訪者的態度。即無論來訪者的品質、情感和行為怎麼樣，諮商師都不做任何評價和要求，並對來訪者表示無條件的溫暖和接納，使來訪者覺得他是一個有價值的人。這與禪學中「慈悲」的理念一致。

亞伯拉罕・馬斯洛發現人的需求是有層次的，當較低層次的需求得到滿足後，較高層次的需求就會浮現，使人走上自我實現的旅程。例如，滿足了食物、衣服、安全感和歸屬感的基本需求後，就會產生高層次的需求，比如自我價值感、有意義的工作、獨特能力的發展，促使人實現自己的潛能，達到創造力和自我呈現的嶄新層面。而根本的活動就是成長，當人進入更大的分化和個體化，就得以展現新的能力與天賦。

這個觀點強調了身心的全面性和有機結合，與禪學中關於身心關係的認識相似。在禪學中，身體被認為是由五蘊構成，是「皮囊」，不可執著，而要把精力放在「心」的解脫以及對佛性、空性的領悟與追求上。正如下面這則禪學語錄所示：「牛駕車。車喻身體，牛喻心。成佛是心行，不是身行！牛車前進，是牛行，不是車行！故此，車若不動，打牛不能打車！人要成佛，必靠修心，不能靠修身。打錯了對象，車不能前進。修錯了對象，人不能成佛！」

再從亞伯拉罕・馬斯洛在研究自我實現者的高峰體驗後提出：「自我實現意味著充分地、活躍地、無我地體驗生活，全神貫注，忘懷一切。」這是修禪者實實在在的禪悟境界，是一種無我狀態，是一種與宇宙合一的完整生命。

二、情緒聚焦療法中的禪學智慧

情緒聚焦療法由加拿大心理學家萊斯利・S・格林伯格創立，他認為：「信任和接納的人際關係是治療效果的關鍵成分」；「幫助他們覺察到更多地情緒並且體驗情緒的重要性，而不僅僅是談論情緒。」

在情緒聚焦治療實施過程中，格林伯格尤其重視覺察的價值：

當人感受到熱或冷，或感受到大東西或小東西時，需要留意他的情緒經驗……。如果你開始為情緒貼上標籤，並注意到感受的位置，如「我的胸部感覺到發熱」，注意到感覺的強度和形象，如「像個圓球」，川流不息的情緒就會慢慢平靜下來。

可以看出，這種覺察過程，簡直就是禪學中「觀禪」的具體操作。

三、辯證行為治療中的禪學智慧

辯證行為治療由瑪沙·萊恩漢研發，該療法能加強一個人在不失去控制或做出破壞性行為的情況下，處理困擾的能力。它有四種核心技巧：

（1）痛苦承受技巧，是幫助人們透過建立良好的心理彈性，以面對痛苦的事情，並且教人緩和消極環境因素影響的新方法；

（2）正念技巧，幫助人們忽略過去的痛苦經歷和未來可能發生的恐懼事情，從而更充分地體驗當前的經歷；

（3）情緒調節技巧，說明人們更清楚地認識自己的感受，然後體察每一種情緒，而不是被他們左右。目的是用非對抗的，非破壞性的方式來調整感覺；

（4）人際效能技巧，給人們新的方式來表達你的信念和需求，設定原則，協商解決問題的方法——其前提是維護你的社會關係和尊重他人。

從禪學角度分析，這些理念和技術也是禪學中的修習正念和慈悲的要領。

四、接納與承諾理論中的禪學智慧

一般認為，接納與承諾理論（ACT）是獨立於佛禪學而發展起來的。但分析 ACT 的理論可以發現，它對人類痛苦的普遍性的反省很「佛教化」：人類的痛苦無處不在。

此外，ACT 處理的重點是聚集在「經驗的迴避」上，它把「疼痛」和「痛苦」分得很清楚，強調接納痛苦而不是被痛苦打敗。這與佛陀提出的二支箭的理論完全吻合。

五、其它

除上述所論述的療癒系統之外，還有許多其它療癒方法也是與禪學智慧有關，如由日本心理學家發明的森田療法和內觀療法根植於禪學智慧，作者已在《與自己和解：包祖曉醫師教你換位思考，重新擁抱自己，找回身心靈的平靜與健康》一書中作了相關闡述，有興趣者可參閱。

Chapter 6

修禪療癒生命的原理

我對這神秘的生命本身深信不疑：「你看，生命說，我就是那必須不斷超越自身的事物。實際上，你可以稱它為生命的意志或朝向某一目的的努力，即朝向更高、更遠、更多面向發展的努力；但是這所有的一切，都是同一個生命。

——《查拉圖斯特拉如是說》

業已證明，修禪能夠使我們將眼光從外在轉而專注於內在心靈，將可能帶來身心勞頓的痛苦於萌芽之前消解。它能解決我們心靈的困惑，指導外在的實踐，從而發揮到療癒生命的作用。

概括國內外有關修禪療癒生命的原理，大致有以下方面。

一、放鬆和自我調節

到目前為止，禪修在放鬆和自我調節方面的作用得到了普遍的認可，也有大量的實證資料支援，特別是運用咒語的禪修或運用專注技巧的禪修，如止禪和觀禪。

在心理上，當我們把注意力輕輕地專注於呼吸或其它具體的物品時，我們的心就不會像「野蠻的猴子」一樣亂竄，這樣，原先強烈的情緒，如憤怒、悲傷、焦慮，可能會與安靜和平等心交替出現。

在生理方面，禪修可改變各項生理功能。例如：

早期有關代謝的研究資料顯示，禪修可以明顯降低氧氣消耗量、二氧化碳的產生和血中乳酸的濃度。

禪修者的心血管系統會受到有益的影響，如禪修訓練時的心率減慢，堅持禪修者血壓也會降低。但如果停止練習，益處就會慢慢消失。有些禪修者可以增加身體遠心端的血液而升高手指和腳趾的溫度。西藏吐默大師精於此，可以在西藏冬天的雪地半裸身體來禪修。

不僅如此，長期禪修者血液中的荷爾蒙濃度也可能會產生波動（如腎上腺皮質激素降低），膽固醇可能會降低。

腦電圖研究結果顯示，禪修練習會使腦波變慢，α波（每秒八到十三周的波）的量和振幅都會增加，更精進的禪修者甚至可以大幅減慢腦波，而出現θ波（每秒四到七周的波）的形態。

這些發現都與深度放鬆時的腦波形態相符。

二、療癒疾病和延年益壽

許多科學研究已證明正念禪修可以治療一些心理和身心疾病。焦慮症、恐懼症、強迫症、失眠症、輕度抑鬱症、創傷後壓力症候群等心理患疾者對正念禪修有良好反應，高血壓、腫瘤、糖尿病、偏頭痛等慢性驅體疾病也可從禪修中不同程度地獲益。有研究發現，規律而長期的靜坐似乎可以降低藥物（合法和不合法）的使用，並能幫助囚犯減輕焦慮、攻擊性和再犯罪的比例。

此外，一項有良好對照組的研究顯示，「超覺靜坐」禪修（Transcendental Meditation）對老年人有驚人的影響。一組平均八十一歲、住在療養院的人，學習禪修之後，在學習能力和心理健康的多項指標上，都優於住在療養院中學習放鬆、其他心理訓練或完全未接受任何處理的人。不過，更讓人感到驚奇的是，三年之後，學習禪修的人全部健在，而未接受任何處理的人只剩百分之六十三仍然活著。

三、有助於揭露被壓抑的潛意識內容

有一個笑話：一個賣豆腐的大叔給寺院送豆腐時，問老和尚，坐禪有什麼好處？老和尚說，你坐坐就知道了。有一天，大叔很早賣完了豆腐，於是到寺廟坐禪。坐了約莫半炷香時間，大叔一拍腦門說：「坐禪真好！」老和尚問：「怎麼好？」大叔說：「我想起來了，三年前李老二還欠我豆腐錢呢。」

這雖然是個笑話，但是，禪修的確有助於揭露被壓抑的潛意識內容。有一項關於知覺的研究就顯示了禪修的這方面功能：

研究者以羅夏墨蹟測驗檢測佛教禪修者（從初學者到開悟的大師）的反應，初學者顯示出正常的反應模式，而專注力較強的人則不是看到平常的影像（如動物和人），而是單純地看到卡片上的明暗形態，也就是說，他們沒有把這些形態轉變成有系統影像的傾向，這個研究結果符合以下說法：專注使人的心靈集中，並會減少聯想。

有初步涅槃經驗，也就是達到佛教徒開悟四個典型階段的第一階段的人，則有更令人驚訝的發現。乍看他們的羅夏墨蹟測驗，與非禪修者的結果沒有明顯不同，可是他們對測驗的描述卻有一項差異：他們認為所看到的影像是自己心靈的產物，並能覺察到意識之流組成影像的那過程。

有趣的是，初開悟的人對依賴、性慾和攻擊性之類的問題，顯示出正常的衝突跡象，可是他們對這些衝突的防衛和反應非常少，也就是說，他們接納了自己的神經質，並不會因此受到擾亂。

少數達到開悟第三階段的禪修者，有四種非常獨特的報告。首先，這些禪修大師並不只看到影像是心靈的投射，也把墨點本身看成心靈的投射。其次，他們並沒有顯示出驅力衝突的跡象，看起來好像沒有心理衝突，而一般認為心理衝突是人類存在不可避免的部分，這項發現符合禪學經典關於深度的禪修可以大幅降低心理痛苦的說法。

作者曾有一患失眠症的來訪者，在接受正念禪修治療，症狀明顯改善，但仍為睡眠問題擔心，日常生活也有諸多煩惱。有兩次在訓練觀念頭時面前突然出現自己的另一形像，面目猙獰、形狀醜陋，他在心裡跟這一醜陋的自己說：「看你能得意多久！」該形像頓時消失。在接受諮詢時，醫生跟他探討如果第三次遇到這一醜陋自己時是否考慮換個方式問話，他說：「我會跟他友好些，我會跟他打招呼。」此後在正念修習過程中這一醜陋的自己真的又出現了，他在心裡跟他說：「朋友，您好，謝謝您來見我，有什麼需要我說明的嗎？」該形像持續了一會兒，慢慢地不見了，此後再也沒出現過，該來訪者的睡眠從此也完全地改觀了，日常生活也變得比以前順心。

榮格對「禪修有助於揭露被壓抑的潛意識內容」不僅深信不疑，而且還積極運用到臨床治療，他在書中寫道：

至於醫學，則現代心理治療的方法便最接近於瑜伽。佛洛伊德的心理分析，一方面將患者的自覺意識帶回內在記憶中的童年世界，另一方面則使他意識到種種被壓抑的願望和衝動。這種治療技術，從邏輯上講是宗教懺悔（告解）的發展，其目的在於以人為的內觀，使主體渾然不覺的東西，成為被意識到的東西……

佛洛伊德的方法，基本上是分析、還原的方法；我則在此之外增加了綜合的方法，以強調無意識傾向在人格發展中的目的性。不難看出：這一探索方向與瑜伽，尤其是昆達利尼瑜伽（kundaliniyoga）、譚崔瑜伽（tantricyoga）和藏傳佛教、道教瑜伽中的象徵，都有著重要的對應。在對集體無意識的解釋中，不同形式的瑜伽及其豐富的象徵，為我提供了價值無比的比較材料……。我們需要做的一切，都旨在幫助無意識成為意識，和使之從僵化的狀態中解放出來。基於這一目標，我採用了「主動想像」（activeimagination）的方法。這是一種特殊的訓練，就算在一定程度上關閉意識，無意識心理的內容，仍有得以展現的機會。

儘管榮格運用「主動想像」去探索無意識，從其操作過程看，與「觀禪」的過程一致，作者已在《與自己和解：包祖曉醫師教你換位思考，重新擁抱自己，找回身心靈的平靜與健康》中進行了論述，有興趣者可參閱。

四、更新意識，提高倫理道德水準

禪修是一種從個體內心引發或喚醒內在意識狀態的方法。換句話說，某些蟄伏在心靈深處的意識狀態會被禪修所激發。當這些狀態被喚醒時，其作用方式會重組和淨化表層意識。許多傳統智慧都認為，內在意識被喚醒時，會提煉、轉化及提升舊有的意識，並呈現出更高或更寬廣的意識狀態。這樣，以前意識中的問題，現在可能不再被視為問題了，或者問題的意義可能發生了改變；舊有的意識被更廣泛的意識吸納和轉化。需要注意的是，舊有意識的功能並沒有被「廢除」，而是整合進了新的意識裡。

可以說，禪修的這方面作用對提高倫理道德水準比較有幫助。因為，與吸毒相似，不道德的行為來自具有破壞力的心理因素（禪學中稱為貪、嗔、癡），同時也會增強這些心理因素。透過正念禪修，這些心理因素可以被清晰「看見」，如果不去反應，它就會逐漸喪失破壞力。而且，透過結合慈悲、寬恕等禪學智慧的培養，合乎道德的行為就會自然流露，修禪者會很自然表現出對所有人和所有生命的認同。正如勞倫斯．科爾伯格所說：「完人所必須具備的任何特質，自始至終都是自然而然發生的。」

因此禪修在道德水準提升方面的價值是其他「從外向內的教育」無法比擬的。因為「善與惡」、「上帝與撒旦」、「天使與魔鬼」根植於人性深處，任何人的靈魂深處都存在著「對立的矛盾體」。否認和壓制不僅無效，所造成的危害可能更大。正如布萊茲．帕斯卡在《思想錄》中所說：

太頻繁地向人們展示他與畜生是同等的，而沒有向他們展示其偉大之處，是很危險的。太頻繁地向他們展示其偉大之處而不向他們展示其卑賤，同樣危險。然而，讓他們對這兩者一無所知卻更為危險。所以，同時向他們展示這兩者才是可取的。

焦諦卡禪師提出了類似的觀點：「越是否認自私的動機，越會以『無私的犧牲』為名義，對自己和別人造成更大的傷害。」

五、增長智慧

智慧不是知識。知識是某種我們擁有的「智性」方面的東西，而智慧則是某種我們成為的狀態。要發展智慧，光靠講道理或理性思辨是不夠的，而是需要自我轉化。對「事物本然」的實相（包括自己身體內的和身體外的）保持開放、真誠的態度，能促進這種轉化。以佛陀的話來說，就是體認到「諸行無常」、「諸漏皆苦」、「諸法無我」、「涅槃寂靜」四法印。借用存在主義哲學家和心理學家的話來說就是，我們必須體認生命痛苦的事實（死亡、無意義、自由和限制、孤獨等），並以真誠、堅定和勇氣接納它們。

在禪家看來，存在主義者的態度是一種智慧，但只是智慧的開端，並不是最終智慧，可以把動機轉離瑣碎、以自我為中心的追逐，朝向禪修的實踐，導向更深的智慧，即對「空性」的體悟。這種智慧源自直接、直覺式的洞察力的發展，能夠洞識心靈、自我、意識及宇宙的實相。這種洞察力會變成直接、直覺式的智慧，超越語言、思想、觀念，甚至任何一種意象，而有轉化和釋放的作用。用亞伯拉罕・馬斯洛的話說，就是達到了自我實現的狀態。

Chapter 7

禪修的基本要素及訓練方法

勿因耳聞而輕信，道聽塗說本無稽；
不以傳統而妄信，歷代傳說多謬奇；
眾人謠言不可靠，毫釐之差失千里；
迷信教條未見安，經典所載非無疑；
師長訓示固可貴，迷信權威非所宜；
凡事合理方可信，且需益己復益人；
必矣體察分析後，始能虔信並奉行。

——《羯臘摩經》

為了達到療癒生命的目的，歷代禪師發展了許多行之有效的技術和方法。這些技術和方法不僅可用於修心養性，而且可以用於療癒疾病。結合我們的臨床實踐，本文將從接納、停頓、專注、旁觀、愛等方面對禪修的基本要素及方法作一論述。

接納

你說：「苦行僧啊，這條路有什麼徵兆？」
「聽我說，聽的時候要想想。給你的徵兆就是：你每往前走一步，就會發現你的苦難越大。」

——法利多丁．阿塔爾

接納是禪學中的核心態度和技術，它要求人們擁抱任何出現在我們身體上或者頭腦中的感覺而不作評判。

一、為什麼要訓練接納的能力

（一）我們的痛苦是普遍存在的

所有人類，如果不是早年夭折，都會在人生某些時候感覺到內心或大或小的痛苦，甚至是痛徹心扉。每個人都會在人生某些時候感受到身體上的不適。我們之所以覺得別人幸福，是因為人們習慣於露出燦爛的、幸福的面容，假裝事事如意，生活「順心」。但事實並非如此，也不可能如此。生而為人，就是會比這個星球上的其它生物感受到更多無法計算的痛苦。

有關人類問題的研究報告也證實了這一點。例如，Kessler 等研究發現，在美國，約有百分之三十的成年人，在某個時候會具有明顯的精神失常的症狀，大約有百分之五十的人會在一生中出現某種程度的失常，而其中有接近百分之八十的人會出現不止一種的嚴重精神失常的症狀。

（二）痛苦與錯誤解決方式有關

我們在遇到困難時，習慣馬上去找解決辦法。這種方式在處理外部世界中的客觀問題時可能是有效的。但當我們用這種模式來試圖解決內心體驗時，就可能會苦上加苦。

首先，我們的內心世界並不完全等同於所發生過的外部事件。因為，人是活在歷史之中的，時間是單向的，只會在一個維度上流逝；而心理上的痛楚是一種歷史，至少從這個層面上來講是無法抹去的。任何試圖抹去痛楚的努力只會將其放大，並將自己的未來也葬送於其中，最終將其演變成創傷性的經歷，而生活被棄之不顧。

其次，許多人試圖運用精神科藥物來緩解心靈痛苦。我們體會，對許多重性精神疾病而言，精神科藥物往往有效，而且有時效果驚人。但對心理患疾、心理生理障礙患者而言，痛苦可能是心靈成長過程中的必經之路。如果也用藥物來治療，那麼勢必影響其對生命「存有」的體悟。這樣，藥物不僅成了壓制內心痛苦感受的幫兇，而且可能對人的「存有」構成了威脅。正如羅洛·

梅所說：「任何逃避焦慮的技術，最終會使人們更為焦慮、更為孤立、更為自我疏離，因為它不斷地剝奪人們的意識，以及他們把自己當作意義中心的個體的自身體驗。」

對身體化的中國人而言，情況更是如此。由於文化和社會的關係，他們往往用身體的病痛來代替心理的痛苦。如果我們的醫生不能識別痛苦的原因，無法深入來訪者的心靈深處，仍不斷地運用藥物去治療，簡直是把具有「存在」意義上的「人」當動物處理。

因此，逃避痛楚或壓制內心痛苦的感受不僅不能解決問題，反而只會加重痛苦。羅洛·梅提出：「我們的錯誤在很大程度上在於一種消除焦慮、沖淡焦慮的傾向，而且對於內疚的情感，同樣也是如此。而我認為，治療的功能應該是給人們提供一個背景，在這個背景中，他們能夠建設性地面對和體驗焦慮和內疚——這個背景是一個與治療聯繫在一起的自身存在的人類世界，一個真實的世界。……」

我認為，以為我們可以把任何藥物看作萬能藥，從而進入一個美好的、擺脫了人類困境的新世界，這種「宗教信仰」是一種幼稚的、誤導的幻覺。在這種對藥物的狂熱中，我聽到了一個極度痛苦的叫喊聲，大聲反對我們精神分裂症性的、非個人化的社會：「我們需要某種東西——什麼東西都可以——使我們可以重新感覺到個人的東西！」

伊莉莎白·庫布勒·羅斯也提出了類似的告誡：

如果你坐在美麗的花園裡，等著別人遞給你銀盤細餐，你就不會成長。生病、痛苦、經歷喪失，都在孕育成長。如果你不像鴕鳥那樣把頭埋在沙土裡，而是學著承受並接受痛苦；如果你不把痛苦當做詛咒和懲罰，而是當做「天將降大任於斯人」的禮物，你就會成長。

二、接納什麼和如何接納

（一）接納「本來面目」

「本來面目」是禪學中需要認識的核心內容之一，因此，接納「本來面目」也是禪學中核心的訓練內容，正如下面這則禪學故事所反映：

一群弟子要出去朝拜。師父拿出一個苦瓜，對弟子們說：「隨身帶著這個苦瓜，記得把它浸泡過每一條你們經過的聖河，並且把它帶進你們所朝拜的聖殿，放在聖桌上供養，並朝拜它。」弟子朝聖走過許多聖河聖殿，並依照師父的教言去做。回來以後，他們把苦瓜交給師父，師父叫他們把苦瓜煮熟，當做晚餐。

進餐的時候，師父吃了一口，然後語重心長地說：「奇怪呀，泡過這麼多聖水，進過這麼多聖殿，這苦瓜竟然沒有變甜。」

眾弟子聽了，當下就有好幾位開悟了。

在我們的現實世界中，我們的生老病死、孤獨、無意義、自由與限制等「存有」困境就是我們的「本來面目」。我們需要去接納它，要帶著敬畏生命之心去生活，而不去：

（1）花大量的時間去想過去的痛苦、錯誤和問題；
（2）過分擔心將來可能出現的痛苦、錯誤和問題；
（3）為了逃避痛苦而遠離人群；
（4）用酒精、煙草、毒品、賭博或網路來麻醉自己；
（5）把自己變成工作狂／消費狂／聚會聊天狂／權力狂；
（6）進行不安全／不負責任的性行為；
（7）試圖自殺或做一些危險的舉動，比如瘋狂駕車或者酗酒；
（8）依附權威或追隨主流；
（9）只關心身體的健康、他人對自己的評價與關心、物質的享受、外在的光鮮，而忽略心靈的成長。

（二）接納目前的狀態

不管我們目前是遇到了困難，還是感到恐懼、焦慮、憤怒、抑鬱，亦或是患有軀體疾病。首先，我們必須承認自己目前的處境，無論如何，都不要去評判它或自責。然後，正視自己和現實，並客觀地看待它。只有這樣，療癒才有可能真正地發生。例如，匿名戒酒會著名的「十二步戒酒法」中的第一步（我們承認，我們對酒已無能為力——我們的生活已變得無法收拾。）和第五步（向上帝，向我們自己，也向其他人承認我們錯誤的實質。）就體現了對自己目前狀態的接納。下面這些陳述體現了對目前狀態的接納：

（1）它只能是這樣了；
（2）一連串的事情導致了現在的狀況；
（3）我沒有能力改變，既成事實何需證明；
（4）和過去糾纏沒用的／和過去糾纏只能讓我更看不清現實；
（5）我只能抓住眼前；
（6）和已發生的事過不去是浪費時間；
（7）當下最可貴，即使我不知道要發生什麼；
（8）鑒於之前所發生的事，現在就應該是這個樣子；
（9）現在的情況是無數個決定的結果；
（10）有這種感覺沒有關係／有這種感覺很正常；
（11）這是自然反應／這傷不了我／我將會撐過去；
（12）這種感覺很不舒服，但不見得無法忍受；
（13）我現在就處於這樣的感覺當中；
（14）這將會過去，這只是我現在感受到的感覺；

（15）成千上萬的人都瞭解這種感覺，現在也都在經歷。

下面再舉一位來訪者的實踐來說明禪學中的「接納」要素。該來訪者同時患有腫瘤和驚恐障礙，她在我們台州醫院心理衛生科接受「禪療」，下面的內容摘錄於她的日記：

今天有點特別，由於感冒了，人非常不舒服，再加上吃了藥，頭昏昏沉沉的。這段時間有流感，傳染得厲害。

下午在廠裡工作的時候，做著做著，有一種特別靜的感覺出現，靜得可怕，好像自己心臟停止了一樣，腦子一片空白，沒有感覺，找不到感覺。於是我有一種恐懼的念頭，我站起來運動運動，出去走走。於是，我馬上回家去了，就像早上鍛煉那樣慢跑，就這樣跑著。雖然也有不好的念頭跳出來，但我還是這樣跑著。過了幾十分鐘，好像舒服了點，接下來又走路去接孩子放學，接回來後我又做了二十五分鐘的內觀呼吸，現在感覺好極了。

當時出現這種感覺的時候，我也沒以前那麼著急，而是想跑步就跑步吧，跑步反正也沒有什麼壞處。我就跑著吧，什麼都別去理會，就等著這症狀什麼時候消失，它能在我身上待多久。反正，我已經接受了你的隨時出現，也不再怕你了，來就來吧。

需要注意的是，接納並不是要你寬恕或同意自己和別人的錯誤行為，不是無可奈何地自我打擊，也不是忍耐或無可奈何地忍受痛苦。它與那些完全不同：不是沉重地、悲傷地、無望地「接受」，而是主動地、充滿活力地擁抱當下的每一刻。就像文中的來訪者，「接納」意味著做點建設性的事。

停頓

事件之間的間歇比事件本身更重要。

——愛因斯坦

停頓不僅是參禪、悟道的必用技術，也是禪修者想要達到的最高狀態，與「空」或「無」的境界相當。

一、為什麼要訓練停頓的能力

（一）麻煩與「條件反射」式的反應有關

費斯汀格法則

美國社會心理學家費斯汀格有一個很出名的判斷，被人們稱為「費斯汀格法則」：生活中的百分之十是由發生在你身上的事情組成，而另外的百分之九十則是由你對所發生的事情如何反應所決定。費斯汀格在書中舉了一個例子。有一天早上，卡斯丁的兒子不小心摔壞了他心愛的手錶，揍了一頓兒子，罵了妻子一頓，自己一氣之下沒吃早餐、忘了拿公事包直接開車去公司，快到公司才想起公事包，又回家拿，而家裡的鑰匙在公事包裡，此時妻子和兒子早已出門……。接二連三發生在他一家人身上的事情，就像一場惡夢。卡斯丁那一天手錶摔壞只是其中的百分之十，他無法控制的百分之十，如果接下來的事情他都處理好，就不會有這麼糟糕的一天，後來的百分之九十是由他對手錶摔壞反應太強烈，而引發的連鎖反應。

現實生活往往是如此：當一個人處於煩惱之中，通常他第一反應就是發怒或沮喪或責備。不幸的是，無論你責備誰，煩惱依然存在，你照樣感到難受。事實上，在某些情況下，你會更生氣，煩惱不減反增。因此，適時地停頓就非常重要了。

（二）痛苦是心理上的流沙

逃脫流沙的方法

如果陷入流沙後，大力掙扎或是猛蹬雙腿只會讓人下陷得更快。人們誤以為掙扎能使身體周圍的沙子鬆動，以便將肢體從流沙中拔出。科學家指出，其實不然，胡亂掙扎只會加速黏土的沉積，增強流沙的黏性，越陷越深。

柏恩指出，逃脫流沙的方法還是有的，那就是受困者要輕柔地移動兩腳，讓水和沙盡量滲入擠出來的真空區域，這樣就能緩解受困者身體所受的壓力，同時讓沙子慢慢變得鬆散。受困者還要努力讓四肢盡量分開，因為身體接觸沙子的表面積越大，得到的浮力就會越大。只要受困者有足夠耐心、動作足夠輕緩，就能慢慢地脫困。

從心理學的角度看，處理痛苦就跟處理流沙一樣，越是拼命掙扎，你會在流沙中陷得越深。許多掙扎著要擺脫痛苦的人也許永遠也不會意識到：在遇到痛苦和麻煩時更明智和更安全的舉動，反而應該是暫停一下，推遲反應。

難怪羅洛·梅提出，「健康不是沒有焦慮」；心理健康是「能夠覺察到刺激與反應之間的差距，以及能夠建設性地使用這種差距的能力。」他還提出：「在我看來，心理健康位於『條件作用』到『控制』這個範圍的對立面」。

（三）停頓有助於培養創造力

日本人把有效的間歇或有意義的停頓，稱為自由的時間和空間。的確，這種感知是所有經驗的基礎，尤其是構成創造性和自由的基礎。正如亞瑟·薩赫納巴爾在回答記者詢問關於其天賦的祕密時所說：「我認為我和其他鋼琴家操縱音鍵沒有什麼大的不同。但是，在音符之間的暫停——啊，原來藝術技巧就在這裡呀！」老子《道德經》中的下面一段也反映了停頓的意義：

三十輻共一轂，當其無，有車之用。埏埴以為器，當其無，有器之用。

鑿戶牖以為室，當其無，有室之用。故有之以為利，無之以為用。

這類例子在世界上很多，例如，十九世紀的法國數學家亨利．龐加萊寫道：「我想專心研究一些算術問題，可惜進展不大。我感到很沮喪，所以到海邊待了幾天。」一天清晨，龐加萊在海邊的懸崖上散步，突然閃過一個念頭：「不定三元二次型的算術變換等於非歐幾何變換。」

再如，生活在十八、十九世紀的數學家卡爾．高斯為證明一個定理花了四年時間，但毫無結果。有一天，答案卻像閃電一樣從天而降。連高斯本人都無法說清，四年的刻苦研究和突然出現的靈感之間究竟存在什麼樣的聯繫。

（四）停頓有助於打破心理防禦

在心理衛生科臨床，停頓就是讓我們暫停理性思考，目的在於打破心理防禦，讓潛意識裡的內容外顯。正如榮格所言：

內傾心態一旦將重心從外部世界（意識的世界）撤離，而轉移主觀因素（意識之背景）上，必然會導致無意識的外顯，導致原始思維形式的外顯。這些原始思維滲透著「未開化」，此外更具有不確定感、無時間感和整體合一感。這種不尋常的整體合一感，為所有不同形式的「神秘主義」共有，它很可能來自種種心理內容的融合，而這種融合，只有在意識變得模糊暗淡的時候才會增強。……

這些出自無意識的東西，如果被有意義地整合到意識生活之中，所產生的精神生活形式，就會更佳適應個體的整個人格，而意識與無意識之間的無謂衝突也隨之而得以消除。

二、停頓的狀態如何

羅洛·梅曾把自由定義為：「在來自四面八方的刺激中暫停的能力」，「在這種暫停中，把我們強調的重點指向不同反應」；「自由就是當你停泊在沒有人或什麼都沒有的時候」。換句話說就是，當你學會了停頓，就享有了自由。正如湯瑪斯·默頓在《生活的麵包》中所說：

快速演奏的目標是內在統一性。這意味著聽但不用耳朵；聽見了，但不用理解；它是用精神來聽，用你的全部存在來聽。只在耳朵裡聽是一回事。帶有理解地聽是另一回事。但是，精神的聽並不限於任何一種官能，耳朵的官能，或者心靈的官能。因此，它要求所有的官能都空無一物，如此一來就是全部存在的傾聽。正是在那種狀態下，才是對面前的正確事物的直接把握，這是絕不可能用耳朵聽到的，也不可能用心靈來理解的。心的快速跳躍使官能騰空，使你從局限性中解放出來，從專注之中解放出來。

三、如何才能達到停頓的狀態

停頓能力並不像踩煞車，說停就停，是需要訓練的。正如榮格所提出：

在禪宗裡，這種「移置」，通常源於心理能量從意識中撤離和轉移到了「空」的概念或公案之中。由於兩者都須保持靜止，意象之不斷繼起便被中止，而維持這種活動的能量也隨之中止。這樣，節約下來的心理能量便進入無意識之中去強化其本來的負荷，使之達到臨界點，讓無意識心理內容做好準備，進入到意識之中。但由於意識並不容易做到完全的「空」，為了在無意識中建立起最大程度的緊張，以實現最後的豁然貫通，學禪者便需要有一段時間的特別修煉。

為了達到停頓的狀態，歷代禪師設計了大量的方法。可以說，不管是參話頭或公案、坐禪靜修，還是禪師們所使用的機鋒、棒喝，獲得開悟的過程就是不斷「停頓」的過程。下面略舉幾種方法。

（一）參話頭

禪學認為，「一念才生，已是話尾」，如「南無阿彌陀佛」這一念頭剛一產生，便已是話尾了。在念頭產生之前便去「參悟」。一般的，參話頭通常是從佛經或者公案中拈出一句話、一個成語、一個詞甚至一個字，加以參究，層層深入地挖掘，找出超越詞句本身的深層意義。

參話頭之前必須要學習如何看話頭，所謂看話頭就是覺察一句話產生之前的念頭，去探尋這個念頭的出處。看話頭是為參話頭做準備的，屬於參話頭的初期用功方向。

（二）參公案

參公案就是選取一則古德公案加以參習。公案基本上都是用意象來作為傳法主體的。例如著名的「庭前柏樹子」、「雲門乾屎橛」，在公案中被喻為佛或佛性。如果以理性來解讀，肯定會認為說此話者非瘋即傻，或者就是邪魔外道對我佛的詆毀，但這樣的言語正是出於禪門高僧。還有些公案是以極端的言行完成的，例如「南泉斬貓」、「丹霞燒佛」等。這些行為從理性上講，不但違背了佛門的宗旨，甚至還違背了俗世道德，但它們所蘊涵的深意絕不是一般人所能夠參破的。

參公案與參話頭有相似之處，都是由一個由頭去探尋更深層次，都要求不斷追問、不斷回答，最後在思窮力竭之時獲得靈光一閃的頓悟，也就是「停頓」。

此外，下文所論述的「專注」、「旁觀」也是獲得「停頓」的途徑，並更為常用。

專注

專注力機制構成了我們感知世界以及自主調節思想和感受的基礎；專注力收放自如，這是判斷、性格和意志的基礎。

——麥可・波斯納

專注是禪修中的核心技術，可以說，沒有專注力，就不可能達到「開悟」的狀態。

一、為什麼要訓練專注

（一）我們的專注力被資訊消費掉了

在當今這樣的數字時代，我們每天都淹沒在資訊的海洋中：此起彼伏的手機鈴聲、不斷跳出的網路消息、眼花繚亂的新聞、堆積如山的郵件……。不管你是否患有注意缺陷，毫無疑問，我們都生活在一個不那麼容易專注的時代。倫敦大學精神衛生研究所對一千多名公司員工進行的一項研究表明，那些不停地在電話、短信和郵件等多工中來回切換的「資訊狂人」的智商會暫時性地下降十分，這相當於一晚上沒睡覺，而且比吸食大麻對智商的暫時性影響（下降四分）還大。

當一個人無法專注、心不在焉，連過馬路都可能變得危險時，他怎麼可能投入地學習與工作呢？正如諾貝爾經濟學獎得主赫伯特・西蒙所說：「資訊消費的是人們的專注力。因此，資訊越多，人們越不專注。」人們越是分心，就越難以去深入地思考；思考時間越短，就越容易流於表面。從某種程度上可以說，人生的深度與專注的程度密不可分。

早在二十世紀五〇年代，德國哲學家馬丁・海德格就對此發出了警告，技術革命的浪潮「如此令人著迷，讓人眼花繚亂。總有一天電腦思維會成為人類唯一的思考方式」，最終會損害「靜默思維」（Meditative Thinking）。在海德格眼裡，「靜默思維」一種反思的方式，也是人性的體現，與禪者的「直覺思維」有些接近。如果海德格生活在今天，也許會對時下流行的通訊軟體心生恐懼。

（二）專注有助於培養「自上而下意識」

我們的大腦存在兩個半獨立、基本上分開的神經系統。其中一個神經系統擁有強大的運算能力，一直處於運行狀態，悄無聲息地為我們解決問題。對於複雜問題的答案，我們常常「踏破鐵鞋無覓處」，卻突然「得來全不費工夫」，給我們帶來驚喜。

由於這個系統的運行不為意識所覺察，我們常常無視它的存在。但這種「無意識注意」一直在幫助我們。例如，當你一邊打電話一邊開車（開車屬無意注意），突然聽到汽車喇叭聲，你這才意識到紅燈變綠燈了。

從某種意義上可以說，我們的大腦有兩種意識在同時運行。認知科學用「自上而下意識」和「自下而上意識」來描述。「自下而上意識」具有如下特點：

（1）按照大腦的時間衡量，運行速度更快，以毫秒計算；
（2）不自主的和自動的，永遠處於開啟狀態；
（3）直覺性的，透過相關網路運行；
（4）衝動的，由情緒驅動；
（5）指揮習慣性行為，指引行動。

「自上而下意識」具有如下特點：

（1）運行較慢；
（2）自主的；
（3）需要努力；
（4）具有自我控制功能，（有時）能夠壓制自動反應，抑制情緒衝動；
（5）能夠學習新模式，制訂計畫，（某種程度上）監管自動功能。

可以看出，主動性注意、意識行為和有意選擇屬於自上而下的意識，反射性注意、衝動行為和行為習慣屬於自下而上意識。

從進化論的角度看，自下而上神經系統出現的時間相對久遠，在人類史前文明的大部分時間裡，對於保障人類的基本生存發揮了重大作用，但它在今天卻引發了一些問題。如過度消費、追求時尚、成癮症、超速行駛、權力膨脹。在心理衛生科臨床，衝動控制障礙、強迫症、焦慮症、恐懼症等障礙均與自下而上神經系統功能的紊亂有關。

現代西方正念研究專家發現，以專注力訓練為基礎的正念治療可透過增強前額葉皮層功能、抑制杏仁核等原始結構的功能，而起到平衡「自上而下意識」和「自下而上意識」的作用。這也是觀呼吸、念咒語等禪修方法可以調理身心、療癒心理患疾的原因所在。

總之，專注力的主動參與，有助於自上而下意識的運行，它可以避免我們每天按照自動模式過著行屍走肉般的生活。我們可以對廣告說「不」，對周圍發生的事情保持警惕，質疑下意識的習慣性行為或加以改善。正如神經科學家大衛森所說：「在全域意識保持開放的專注力，能使你內心平靜，避免被自下而上意識主宰，誘使意識做出消極或積極的判斷和反應。」

二、如何才能達到專注的狀態

就像大多數技能一樣，專注力需要透過不斷的練習才能得到培養。在禪學典籍中，用於專注力訓練的方法很多，但大致遵循同樣的模式。首先，我們要根據自己的習慣選擇一個專注物件。幾乎任何能被觀察到的東西都可以被當作專注力訓練物件，例如：

（1）可看到的物體——或許是一根蠟燭、一座雕像或一幅畫；

（2）聲音——如鈴聲或潺潺的流水聲；

（3）當我們處於坐姿時身體中的某種感受——較為常見的是呼吸；

（4）當我們活動時身體上的某些感受——如我們行走時雙腳觸地的感覺；

（5）心中的某個影像——如曼陀羅；

（6）心中的聲音——或許是一段輕輕反覆吟誦的話語或經文；

（7）口中發出的聲音——如吟唱聲。

然後，每當發現自己的心偏離專注物件時，我們就要非常自然、輕柔地將其引導回來。

下面以觀呼吸訓練為例，介紹我們臨床常用的專注力訓練方法：

如果想坐著進行觀呼吸訓練，你可以使用椅子、禪修墊或禪修凳。如果使用椅子，請找一把既能讓你坐得很舒服又能讓你的脊椎部位保持垂直的椅子。這樣的姿勢有利於你的專注——保持脊椎部位的垂直會增強你的警覺性。如果願意，你可以將脊椎部位緊貼在椅子靠背處作為支撐，或者可以坐得稍微靠前一點。總之，你要找到一個使自己的脊椎可以發揮支撐作用的平衡位置。

如果你使用禪修墊，可以將墊子放在一塊疊起來的毯子上面，以形成更加柔軟的表面，然後雙腳交叉坐在上面。墊子要保持足夠的高度，讓雙膝能接觸地面。在你的雙膝與地面靠近的地方保持三角形位置不變，而臀部坐於墊子上。你可以將一條腿放到另一條腿的踝部或小腿部位，或者直接把兩條腿都放在地上，雙腿的位置可以一前一後，不用真正將它們交叉起來。無論採取何種姿勢，最重要的一點是，找到一個舒適、穩固、放鬆且能保持脊椎直立的位置。

如果你選擇禪修凳，請把它放在一個折疊的毯子或地毯上。你要先跪下來，使自己的膝蓋、脛部、雙腿都與地面接觸。接著，將凳子放在身體下方，以便支撐住你的臀部以及大部分重量。也可以在凳子表面放一塊墊子，這樣能增加高度，或做為臀部的支撐處。目的同樣是為了找到一個舒適、穩固且讓脊椎能夠保持直立的位置。

無論採用何種方式坐下來練習，這樣的想像都會對你有幫助：有一根繩子固定在你的頭頂，它輕輕地在朝著屋頂或上空的方向拉動你的身體並拉長拉直你的脊椎。接下來，你可以前後、左右晃動你的頭，讓它找到一個自然的平衡點。你可以將雙手輕鬆地放在自己的大腿或雙膝部位以加強穩定感。

以舒適且保持警覺的姿勢坐下來以後，請保持眼睛微閉，把注意力集中到呼吸上。你可以把注意力放在鼻孔兩端呼吸比較明顯的地方，也可專注於每一次呼吸伴隨的腹部起伏感。看你是否能覺察到呼吸的整個迴圈過程——一開始，吸入一口氣，你的肺部有一種相對飽滿的感覺；接下來，呼出一口氣，感到自己的肺部好像又被騰空了；然後再進入下一個迴圈的開始。你不用以任何方式試圖來控制自己的呼吸，這只是一項專注力練習，而非一種呼吸練習。你可以短促地進行淺呼吸，也可以用相對長一點的時間進行深呼吸。你也可以前一分鐘淺呼吸，後一分鐘深呼吸。你沒有必要對呼吸進行調整或改變。這其實只是在應用對呼吸的感知，來訓練專注於當下發生的某件事情。

一般而言，你不久後就會發現自己的注意力開始游離，也許會游離到對身體其它部位的感受，或者游離到其它念頭上。你可能會發現你的心已經完全離開了對呼吸的專注，而服從於一些與此大不相同的念頭。這是完全正常的。因為，只要你有「心」，它就會游離不定。在發現這樣的情況發生時，你只需要輕輕地、自然地將自己的注意力重新拉回呼吸，甚至可以為成功地覺察當下而祝賀自己。

就這樣專注於自己的呼吸，直到預定時間才結束訓練。

一開始，你可以每次只練十分鐘，每天二至三次。然後，慢慢地延長訓練的時間，保持每天至少兩次，每次至少半小時。

簡單地說，觀呼吸訓練就是不斷地進行四個步驟：分心、意識到分心、專注力拉回到呼吸、維持對呼吸的注意力。

旁觀

哦，上帝，賜予我們的禮物，是用他人的眼睛，看自己。

——羅伯特·彭斯

簡單的說，旁觀就是用別人的眼睛看自己，這是「觀禪」的核心內容，正所謂「觀身如身、觀受如受、觀心如心、觀法如法」。下面這則禪學故事即從某種角度概括了「旁觀」的含義：

一位僧人在路上行走，正好遇到了一位美婦人。那天早上，婦人與丈夫大吵了一架，現在她正逃回娘家。

幾分鐘之後，追趕而來的丈夫出現了，他向僧人打聽：「尊敬的長老，您有沒有看到一位婦人從這經過？」

僧人答道：「男人還是女人，我分不清，只見一包骨頭從此經過。」

用李·盧梭維克在《盛筵還是饑荒：關於頭腦與情緒的教學》中的話說，「旁觀」就是：「我們可以只是觀察升起的東西……而不是用頭腦去分析它……因為在這樣的觀察裡蘊含著理解與智慧……理解顯示了我們生命的深度，我們透過清晰、誠實和客觀的觀察進行理解。」

在臨床實踐中，我們常把旁觀內容細分為旁觀身體、旁觀念頭和旁觀情緒，下面分述之。

一、旁觀身體

（一）為什麼要旁觀身體

1. 身體是大腦表達觀點的器官

著名的蘋果公司創始人史蒂夫・賈伯斯在被診斷出患有胰腺癌之後，在史丹佛大學畢業典禮發表了一場真情演講。他提出忠告：「不要讓他人的聲音淹沒你內心的聲音。最重要的是，勇敢地追隨自己的內心和直覺，它們知道你真正想要的是什麼。」這句話提示我們，身體是大腦表達觀點的器官，如果我們從身體信號入手，就可能尋求到「內心的聲音」。這與尼采提出的「我們用我們的身體來思考」一致。

現代神經科學業已證明，大腦皮層軀體感覺中樞的作用是追蹤由不同部位皮膚所記錄到的感覺。你也許見過一張大腦皮層軀體感覺中樞與身體各部位相對應的圖形：頭很小但嘴脣和舌頭很大，手臂很細但手指很粗。不同比例的對應圖反映了不同身體部位相對的神經敏感性。

蜷縮在大腦額葉後面的腦島，對人體內部器官起到類似監測的作用。腦島透過神經迴路與腸、心、肝、肺、生殖器相聯繫，每個器官在腦島上都有特定的對應部位。因此，腦島發揮了神經中樞的作用。比如，它可以向心臟發出減緩心跳的信號，或者向肺部發出深呼吸的信號。

當我們留心觀察身體任何部位時，都可以提高腦島對該特定部位的敏感性。注意自己的呼吸，腦島會啟動相應神經迴路中更多的神經元。事實上，人們感受自身呼吸的能力已經成為衡量自我意識的標準途徑。對身體內在感受能力越強，腦島就越大。

腦島不僅促使我們與器官更加協調一致，它還決定了我們對自身感受的敏感性。對自身情緒無動於衷的人，相較於內在情緒高度協調的人，腦島的活動比較遲鈍。情緒失讀症患者即是其例，他們不清楚自己的感受，也不能體會別人的感受。羅伯特．所羅門教授反思道：「讓我越來越擔心的是，在情緒中，身體的作用和性質及身體的感覺可能被削弱了。在尋找一種替代理論時，我可能往反方向走得太遠了。我現在開始欣賞這些觀點，把身體的感覺（不只是感官的感覺）納入到情緒中，身體在情緒中扮演的角色是關鍵的，不只是次要的考慮。」

研究發現，「內臟感覺」是腦島和其他自下而上神經迴路所發送的訊息，它們讓我們的選擇更明智、生活更簡單。神經科學家安東尼奧．達馬西奧為此提出了「軀體標記」的概念，這樣的軀體感覺，可以當作我們選擇對錯的判斷依據。。這種自下而上神經迴路往往在自上而下神經迴路經過思索得出理性結論之前，就透過內臟感受表達觀點了。一位爵士歌手說的「爵士歌曲要求你必須與自己的身體感受協調一致，這樣你才知道該如何即興表演。」表達了觀察身體感受的重要性。

麻薩諸塞州總醫院的薩拉．拉紮爾博士指出，由於大腦皮質和腦島通常在二十歲之後開始退化，而練習正念（觀軀體是正念練習中的內容）可能有助於彌補一些機體老化造成的損失。

2. 身體不適的根源可能在心理／心靈

我們的思想可以欺騙自己，但身體是不會說謊的，它忠實地貯存我們所有的情緒，提醒我們要去真實地面對自己真正的需求，讓我們好好地去處理。百分之七十以上的人會以攻擊自己身體器官的方式，來消化自己的情緒。消化系統、皮膚和性器官是重災區。身體的不適和病症只是我們內心的呼喊和求救，它只是警報器。只可惜大部分的人沒有真正理解這些訊號，頭痛醫頭，腳痛醫腳，甚至想辦法把這個警報器切除掉，其後果必然是悲劇性的。

這是一段在網路上廣為流傳的內容，在生物醫學模式大行其道的今天，它向我們敲響了警鐘：身體不適並不代表一定存在軀體的器質性病變，它的根源可能在心理／心靈。正如羅洛·梅所提出：

如果我們打算把自己當作是「純粹的客體」，完全被決定且被操控，那麼我將變得被動、枯竭、冷酷無情，並且與自己的體驗沒有關係。而身體通常會突然給我一擊，用患上流感或者是得心臟病的方式，將我打倒，以便讓我記起我不是一個機械的物體。

這種情況在我們精神／心理衛生科天天都可遇到，例如：

（1）軀體症狀可能是軀體組織或器官對外界環境的訴求；

（2）軀體症狀可能是緩解內心衝突的途徑；

（3）軀體上的植物神經症狀是情緒本身；

（4）軀體症狀可能是個體對軀體感受的錯誤解讀；

（5）軀體症狀可能是學習和模仿的結果。

下面這則刊登於《台州晚報》上的案例即說明了這一狀況：

心理科治好了「肚子疼」

五十八歲的老李時常會感到肚子疼，半年內去了多家醫院求診，做了三次腸鏡檢查、四次胃鏡檢查，什麼毛病也沒查出來。最後，竟然在心理科治好了「肚子疼」。

肚子莫名疼了大半年

這半年來，老李總覺得肚子痛，具體部位還不固定。有的時候胃痛、胃脹、打嗝；有時是腸道部位的疼痛、拉肚子。老李到當地醫院做了胃鏡、抽血化驗，都沒有發現異常。但肚子卻疼痛依舊。

於是，老李到了其他大醫院，重新做了胃鏡、腸鏡，結果依舊正常。無奈之餘，老李先後到上海、杭州求醫，半年下來，做了三次胃鏡、四次腸鏡，花了不少錢，查不出毛病，吃了些藥，也不見好轉。最後老李輾轉回到了台州醫院，該院消化科的醫生建議老李到心理科門診看看。

肚子疼竟是心理患疾

台州醫院心理科副主任包祖曉經過仔細檢查，認為老李是患了一種名為「軀體形式障礙」的疾病。此類患者可表現為全身各個部位、器官的各種不適感。常見的如：頭暈、頭痛，胸悶、心悸，胃痛胃脹，全身乏力等。部分患者還常常伴有失眠，對自身的疾病有較多的擔心，甚至會擔心自己患了什麼「絕症」。患者常常輾轉於各大醫院的各個科別，做各種檢查，卻查不出確切的問題，服用各種藥物也收效甚微。

關心身體也要有「度」

包祖曉認為，患這種「軀體形式障礙」的原因有很多，生理、心理、社會因素都可能誘發疾病。但是最關鍵的原因可能是過於關注自己的身體。

「我們心理科醫生在門診中常能遇到這類患者。」包祖曉說，「有時患者確實存在某種軀體障礙，但表現出來的痛苦程度可能要強於其他患者，即使反覆求醫也無法緩解痛苦。關心自己的身體是好事，值得提倡。但是過度關心，也可能使人失去快樂和健康。」

因此，對於身體不適，我們不可盲目用藥，而需要旁觀身體的感受，去探索它背後的心理／心靈方面的意義。正如榮格在一封寫給表哥的信中所寫：

我曾見過一些癌症病人。他們在成為一個人的過程中的某些關鍵時刻受到阻礙，或不能跨越障礙……人們必須啟動內心成長的過程，否則，這個發自內心的創意活動就無法自然地展現出來，結果只能是致命的。

3. 身體症狀的久治不癒與錯誤的解決方式有關

從臨床上可以看到，我們現代人傾向於將自己的身體完全看作是一個客體，是某種外在的、可以用化學方法或物理方法進行研究的、可以對其進行計算和控制的東西。因此，身體上出現不適，我們最常見的處理方法是服藥、打針、針灸、理療，甚至手術。許多時候，這些「積極」的治療方法不僅無效，還可能對身體帶來危害。正如德國精神科醫生曼弗雷德．呂茨所提出的告誡：

無論是外科手術還是精神科，其最高的精髓在於「無為而治」──就是只要有可能，盡量什麼都不治。一個外科大夫清楚如何執行一項手術，只需要兩年；而真正懂得什麼時候不要去做這種手術，卻需要二十年。同樣，一個精神科大夫也需要很多年才知道，什麼時候不應該去治療一個稀奇古怪的人。

當然，內科醫生的情況也是如此。下面以疼痛為例來說明：

當你感覺到身體疼痛時，無論是像肩膀疼痛，還是頭痛，你最自然的反應就是盡量避免疼痛的感覺，這乍看合情合理，因為身體的疼痛令人難以忍受。於是想辦法忽略它，轉移注意力，甚至去喝酒或服藥，以麻痺痺這種疼痛感。這種逃避在短時間內可能會奏效，但過不了多久，逃避的效果會消失。同樣地，對抗疼痛，仍會讓你感覺疼痛，更糟糕的是，你還會感覺到情緒上的痛苦並再去對抗這種痛苦。禪學將其稱為「第二支箭」。

相反地，如果我們只是去接納這種疼痛，旁觀這種疼痛，我們的痛苦就可能會減輕。業已證明，包含旁觀軀體感受在內的「正念」治療能有效地緩解各種軀體症狀，尤其是各種慢性疼痛。

（二）如何旁觀身體感受

禪學文獻中常把觀呼吸和觀身體放在一起練習（觀身念處），如《大念處經》記載：比丘們！比丘如何就身體觀察身體呢？比丘們！比丘到森林中，或到樹下，或到隱蔽無人處，盤腿而坐，端正身體，把注意力放在嘴巴周圍，保持覺知，覺知呼吸時氣息的出入情況。入息長時，他清楚了知：「我入息長」；入息短時，他清楚了知：「我入息短」；出息長時，他清楚了知：「我出息長」；出息短時，他清楚了知：「我出息短」。他如此訓練自己：當我感受（息之）全身，而入息；他如此訓練自己：當我感受（息之）全身，而出息；他如此訓練自己：當我寂止身行，而入息；他如此訓練自己：當我寂止身行，而出息。

比丘們！就像技術熟練的木匠或他的徒弟，當他鋸木做一次長拉鋸的時候，清楚了知：我做了一次長拉鋸；當他做一次短的拉鋸時，他清楚了知：我做了一次短拉鋸。

比丘們！就像這樣，比丘入息長時，他清楚了知：「我入息長」；入息短時，他清楚了知：「我入息短」；出息長時，他清楚了知：「我出息長」；出息短時，他清楚了知：「我出息短」。他如此訓練自己：當我感受（息之）全身，而入息；他如此訓練自己：當我感受（息之）全身，而出息；他如此訓練自己：當我寂止身行，而入息；他如此訓練自己：當我寂止身行，而出息。

他就身體內部觀察身體，就身體外部觀察身體，同時就身體內部、外部觀察身體。因此，他觀察身體當中不斷生起的現象，他觀察身體當中不斷滅去的現象，他同時觀察身體當中不斷生起、滅去的現象。

於是他清楚覺知：這是身體！修成了只有了知和只有覺照的境界，超越執著，不再貪著身心世界的任何事物。

比丘們！這就是比丘如何觀察身體。

下面是臨床常用旁觀身體的引導話語：

把所有穿得緊繃的衣服鬆開，特別是你的袖口和領口，最好也脫掉鞋子。躺在床上或墊子上，把雙臂放在兩邊，手心朝上，兩腿分開。如果感覺不舒服，可以在膝蓋下面放一個枕頭，或者乾脆把膝部半屈。當然你也可以坐著練習。

首先，從頭到腳檢查整個身體，從頭頂開始，逐漸放鬆你的眼睛、面部、肩膀、手臂，注意脊背部保持挺直，讓你的整個身體盡量舒適、自然、穩定。

然後，收斂感官，引領覺知回到當下這一刻，將注意力逐漸集中於你的呼吸。感受每一次「呼——」，每一次「吸——」，體察每一次吸氣時，唇部上方以及鼻腔是否體會到空氣經過的涼意，或者摩擦。仔細體察呼吸過程中，每一點細微的感受，從鼻腔到胸腹部微微地起伏。

現在，當你在感知呼吸的時候，也許身體中會出現一些強烈的感受，也許是膝蓋的疼痛，或者是某些部位的緊張，或者是能量在身體中流動時引起的冷、熱、麻或者是脹的感覺，如果這些感受逐漸強烈，令你無法忽視，那就將注意力從呼吸轉到這些感受上，覺察它、體會它，帶著覺知和全然的包容去接納它。

現在，嘗試命名你此刻正體會到的感覺，比如，痛、癢、冷、熱或者麻，不管這感受是什麼，有多麼強烈，請你只是全然地覺察它，體會它微妙的變化，嘗試以一種放鬆的方式去感知它，就像對待呼吸一樣去溫和地接納它、覺察它、命名它，就只是去覺知，而不要生起任何情緒或者評判。

……（冥想三分鐘）

在冥想過程中，我們對呼吸和感覺的關注會不停地轉換，當身體的某種感受比較強烈的時候就將你的意識中心集中在對感覺的覺察上，當這感覺逐漸消失的時候，就再次將注意力拉回到你的呼吸。

……（冥想三分鐘）

覺察你的呼吸和身體的感受，順其自然。去仔細覺知每一種感受的生起、停留，還有逐漸地消失。覺察各種感受怎樣此起彼伏，自然而又柔和地在你身上發生、進行。如果你發現分神，在你覺察到之後，就將它牽引回呼吸或者對身體的感受，覺察當下你整個身心，每一點最精微的感覺。

……（冥想三分鐘）

下面，將你的覺知全然關注於當下這一刻、你身體的感受以及呼吸之上。就這樣，直到預定時間結束訓練。

二、旁觀思維

（一）為什麼要旁觀思維

1. 純理性思維的局限性

隨著笛卡兒提出「我思故我在」，人類的理性思辨能力得到了極大的發展，並對自然科學作出了很大的貢獻。但是，由於人們把理性與情緒、感覺分離，純理性思維的局限性也逐漸突顯。

十七世紀的巴斯卡認為，人性（包括其所有的種類和矛盾）不可以透過數學理性來加以理解，而且理性的確定在人類情感的領域中，都不可能像幾何學或物理學那樣的確定。他質疑當時普遍存在的對理性的信心，因為它沒有考慮到情感的力量。他還指出，個體身上的理性在真實的實踐中是順從於每一種感覺的，而理性非常頻繁地用於對空虛、特殊興趣和不公平的合理化。

齊克果亦反對傳統理性，認為那是欺騙人的。他強烈地提出，黑格爾將抽象思維等同於現實的體系，是一種逃避現實人類情境的方式。他呼籲：「離開思辨，離開『那個體系』，回到現實中來！」他堅持，思維不能與情感和意志分開，「真理只為那些自己在行動中創造了真理的特定個體而存在」。也就是說，只有一個情感的、能夠做出行動的，而且還能思維的完整個體，才能夠接近現實並體驗到現實。

米格爾・德・烏納穆諾在《生命的悲劇意識》中更是尖銳地提出：「人類思維的悲劇性歷史就是理性與生命鬥爭的歷史——理性致力於給生命以合理性，並迫使它屈從於必然性、必死性；生命致力於給理性以生命力，並迫使它成為維持生命慾望的支撐。」

阿奇巴爾德・麥克利許提出了相似的觀點：

我們是地球上最有知識的人，我們為事實所淹沒，我們喪失了，或者正在喪失作為人感知事實的能力……我們現在透過頭腦、透過事實、透過抽象去認識。我們似乎不能像莎士比亞那樣感知，到底是什麼促使他讓李爾王在荒原上對失明的葛瑯思特呼嚎道：「……可是你卻看見這世界的醜惡。」葛謝思特答道：「我只能捉摸到它的醜惡。」

有心理衛生科臨床經驗的人都會同意，要精神分析一位純理性思維的高級知識份子並不容易。他們在諮詢時可能滔滔不絕地談論自己的問題，用詞往往比較嚴謹，並經常做筆記，對自己和他人的情感體驗能力卻相對較弱。威廉·賴希將這種人稱為「活著的機器」。

羅洛·梅認為，這類來訪者的治療不容易成功的主要原因在於，「他們的問題傾向於被理智化，而且用偽科學的分離代替了情感的介入。」他進一步提出：「在我們這個精神分裂症性的時代，似乎每一個人都在盡力地成為一個偽知識份子，也就是說，每一個人都試圖透過談話來生活在他自己的生活之外，而且他認為，如果他的談話在科學性和理性方面受人尊敬，就代表他的成功。……」

以左腦活動為基礎的壟斷性知識，呈現的不是真正的科學而是一種偽科學。如果治療師不對除了人類理性之外的交流方式保持開放的話，他們就脫離了大量的事實。

我們體會，治療過程中過多地與來訪者講理是無效的，用禪學內觀的方法去喚醒被其封閉或隔離的情感會有助於治療。

2. 二元對立思維會導致痛苦

二元對立思維是指人的內心所產生的好惡、美醜，我想這樣不想那樣，非得這樣不能那樣，非此即彼的一種思維現象。

自有人類以來，這種思維就指導著人們的實踐。在我們的社會中，我們對於自己恐懼的東西往往冠之以「錯」、「惡」等名稱，對自己所喜好的東西則冠之以「對」、「好」等名稱。正如卡繆所描述的：「活著，就是在判斷。」

從心理衛生的角度看，這種二元對立思維對心理健康是不利的。因為，所有人身上都既存在善的一面，也存在惡的一面，沒有人可以堅持使他自己具有道德的優越性。不承認這一點，就會產生巨大的痛苦。正如麥斯威爾・安德森《溫特賽》中曾判處薩科和萬澤蒂死刑的法官。他在自己的老年歲月裡，不停地向他人解釋自己當年的行為，試圖為自己的行為辯護，他無法忘記，也無法把自己的行為與自我形象整合到一起。最後，他患上了老年精神病。

其實，人是一個由各種矛盾力量組成的統一體，我們只能去整合這些力量，而不能用所謂的「正面能量」去壓制「負面能量」。榮格曾問：「你究竟願意做一個好人，還是一個完整的人？」顯然，榮格是建議我們活出全部真實的自己。羅洛・梅也提出：

「龍怪和斯芬克斯都存在於你的內心。」……我們首先必須察覺到它們。我們的錯誤不在於製造神話，那是人類想像力健康、必要的功能，是走向心理健康的助力。我們以理性教條為基礎對其加以否認的做法，只會讓我們內心的邪惡和我們這個世界的邪惡更難處理。不，龍怪和斯芬克斯本身並不是問題。問題僅僅在於，你是投射它們還是直接面對並整合它們。承認它們存在於我們的內心，就意味著承認在同一個人身上既有善的一面，也有惡的一面，而且邪惡潛能的增加與為善的能力成比例。我們所尋求的善，是一種日漸增強的敏感性、一種敏銳的覺知，也是一種增加了的對善惡的意識。

布根塔爾更是明確地提出：

> 現在是癒合的時候，是對新生活抱有希望的時候。祕密的自我不再被隱藏。我在愧疚中漂浮，發現自己並沒有被淹沒。我逐漸利用新的關係冒險讓我越來越被人們熟知，發現自己受到了歡迎……所以，結束了嗎？已經治好了嗎？我歸根結底是「正確的」嗎？不，不是這樣的，還沒有結束，裂縫還在那兒，儘管跟以前相比已是那麼小了。我治癒了，也開放了，我比以前治療得更好了。為了成為我之為我的那個人，我放棄了成為「正確的」。

從我們臨床「禪療」的實踐看，包括觀念頭在內的正念訓練有助於讓這種二元對立思維得到整合。

3.不適當的自我對話會製造麻煩

自我對話又稱內心獨白，是我們在腦中自己跟自己講話。例如，當你開車去上班，路上遇到交通高峰期，一路上走走停停，很令人惱火。在這種狀況下，你可能會在心裡自言自語：「我受不了了」；「早知這樣，不如換條路走」；「每天如此，真是受罪」……這樣想下去，你就會感到焦慮、憤怒和挫折感。

諸如此類的自我對話在我們的日常生活中非常普遍。在心理患疾患者中，這種自我對話尤為多見。例如，受焦慮、恐懼、強迫、抑鬱等折磨的人群會反覆對自己說：「如果／萬一……，那怎麼辦」；「我不如其他人」「我不行」；「我應該」「我不得不」「我必須」；「我永遠／總是」……

而且，這種對話往往是自動快速地產生，我們甚至注意不到它們。於是，我們經常會認為是外部的情景讓我們產生了這些感受，但實際上我們對外部事件的解釋和看法才是形成這些感受的基礎。正如羅蘭德．庫恩所說：

如果我們「對他的思想比對其行為更在意，並且又對他的思想的來源比對那些行為的後果更在意的話」，那麼描述這樣一個罪犯的故事總是富有意義的。但有些人自己既不能意識到其思想，也不能意識到其思想的來源。

禪修中的旁觀、貼標籤等方法有助於讓我們的大腦停止不適當的自我對話。

（二）如何旁觀思維

旁觀思維的訓練又稱為觀念頭訓練，屬禪學觀身念處範疇，要求不帶任何信任或懷疑的態度，不糾纏、不掙扎地來審視自己的思維。可參考下面的指導語進行：

首先，找一個舒適、穩定的姿勢坐好，我們仍然從對呼吸的覺知來開始這一段練習，並以呼吸作為練習的中心。

現在，調整你身體的坐姿，讓身體保持穩定、舒適。而後，將注意力完全關注於呼吸，去仔細覺察每一次呼吸的開始、過程以及結束，看今天你的呼吸是否有什麼不同的感受，會稍長些？稍短些？還是更加柔和些？當你在關注呼吸的時候，你的身體有些怎樣的感受，或者感受到的聲音、情緒是否有變得更加強烈。

現在，將注意力從呼吸轉移到你的感受，仍然去嘗試命名每一個你所體會到的感受，像觀照呼吸一樣，毫無分別地去覺察它。

下面，我們來試著加上對心中浮現的念頭的覺知，在觀照呼吸的同時，如果你腦海中冒出了某些強烈的念頭縈繞不絕，你可以去轉而關注它，它也許是一些圖像、語句，或者是一些回憶、想像或者計畫，當你捕捉到它之後，嘗試去命名這些念頭，比如：想法——想法，想像——想像，回憶——回憶。

非常簡單，通常當你有意識地去覺知這些念頭的時候，它們就會像塵霧一樣消融在你覺知的陽光中，而後當念頭消失，再次將注意力牽引回你的呼吸。

如果某個念頭確實很強烈，可能它會一直在那裡浮現，不容易消散，那就請你一直保持旁觀的覺察去命名它，而後這個念頭就會逐漸減弱，直到它最終消失。

你可以簡單地以呼吸作為冥想的中心，如果各種感受紛繁複雜，此起彼伏，那就將注意力盡可能回到呼吸上，如果某些感受、念頭或者情緒確實太過強烈，讓你無法忽視，那就去覺察它，命名它，保持對它的覺知。但在覺知的同時，保持開放、接納的心態，不要有任何分辨和評判，直到它最終消失，而後再次回到你的呼吸上來。

帶著細微的覺知去觀照呼吸，或者去覺察、感知當下出現的強烈的感受或念頭。

……（冥想三分鐘）

最後，專注於當下的感受，不必刻意去改變什麼，只是溫和而細微地去感知、覺察。

除上述的正式訓練方法之外，下面的兩個小技巧也可能會有幫助：

（1）觀察思維列車

假想你現在正站在鐵路橋上凝視著一個三軌道的鐵路。每一個軌道上都有一列緩緩移動的列車。每列車都是由一串裝著礦石的小車廂組成的。列車看起來沒有盡頭，三列車都軋軋軋地在橋下緩緩行駛著。

現在，在你往下看時，假設左邊這列車上裝載的「礦石」是你現在正關注的事情。這些「礦石」由感覺、感知和情緒組成。包括你聽到的聲音，感覺到急促的呼吸，感受到的憤怒……中間這列車裝載的是你的想法：你的判斷、預測、自我對話……右邊的列車裝載的則是你迫切想做的事，你盡力想逃避的場所，以及盡量想要改變的事件……向下看這三列火車，其實就是旁觀自己思維的一個隱喻。

現在，找一個安靜的地方舒服地坐好。想想自己最近都被什麼折磨，然後閉上眼睛想像這三列火車。然後，讓自己待在鐵路橋上，往下看。看看自己的思維開向了什麼地方，或者看看自己坐在哪一列車上正軋軋軋地往前開，陷入其中無法自拔，比如認為自己沒有價值或為過去做過的錯事而不斷自責……留意是什麼讓自己無法自拔。放過它，然後在意識中回到鐵軌上方的橋上，繼續往下看。

（2）流水上的落葉

找一個安靜的地方坐好，想像一條美麗的緩緩流動的河流。水流越過岩石，繞過樹叢，流下山坡，穿過谷底。偶爾會有一片落葉飄進河流中，隨波漂流。假想你正坐在河邊，看著落葉隨波流轉。

現在，開始關注你自己的思維。每當頭腦中出現一個念頭時，就想像這個念頭是寫在一片落葉上的。如果你是用語言的方式在思考，那麼就用語言把念頭寫在落葉上。如果你是以圖像的方式在思考，就把這幅畫面畫在落葉上。目標就是待在河岸上，看著這些落葉隨波漂流。不要讓水流變快或是變慢，也不要試圖以任何方式改變落葉上顯示的內容。如果葉子消失了，或者是自己的思緒飄向了別處，或者是發現自己身處水中或是落葉上，就立刻停下來，留意發生了什麼。把這些雜念撇開，再回到河岸上，重新關注自己頭腦中出現的想法，把它寫在落葉上，讓其隨著落葉漂流在水面。

三、旁觀情緒

（一）為什麼要旁觀情緒

1.情緒在生命旅程中具有重要意義

有心理衛生科工作經驗的人大部分會同意：個體從根本上來說都是感性的。因為，情緒使得我們能夠對那些與我們的幸福密切相關的情境保持警覺；透過評估需要是否得到滿足，情緒能為我們提供哪些情境是好的、哪些情境是壞的。同樣，情緒使得我們在這些重要的情境中作好準備，指導我們採取行動，滿足我們的需要。此外，情緒還是我們基本的溝通系統，當我們表達情緒時，能夠迅速地把我們的意圖符號化，並影響到其他人。從某種程度上可以說，作為我們基本意義、溝通和行為定向系統的情緒，決定著我們是誰的問題。

有學者針對「我思故我在」的局限性，提出了「我感故我在」的觀點。這在心理療癒中具有重要的意義。因為，我們首先是感受到，然後我們才思考，並且我們經常僅在所感受的範圍內思考。換句話說就是，情緒改變是持久的認知和行為改變的基礎。正如阿諾德．班尼特所說：如果沒有情緒，知識無法存在。這是因為，我們或許能夠認識到真理，但是卻無法感受到真理的力量，大腦的認知必須加上心靈的體驗，我們才能夠確信真理。

上文「純理性思維的局限性」中對情緒的作用已作了許多討論，此處不再贅述。

2. 趨樂避苦是解決情緒問題的錯誤方法

追求想要的情緒，同時避免不想要的情緒是人的本性。我們從小就被灌輸這樣的觀念：情緒有好壞之分，正面或負面之分，憤怒、恐懼、焦慮、嫉妒等情緒是壞的，快樂、開心、高興等情緒是好的。作為一個孩子，你的種種感受和情緒都被淹沒在各種評價之中，這些評價從孩童時期就伴隨著你，而價值和力量同樣蘊含於負面情緒之中這一點卻往往遭到否認。人們不鼓勵一個孩子去認真對待自身的情緒並感知其中蘊含的訊息。恐懼被輕描淡寫地駁開：你怎麼這麼膽小呢！努力去克服吧；憤怒則被看作叛逆或不聽話的表現；抑鬱常被看作無能或不堅強……。人們在希望與不希望看到的情緒之間劃出了明確的界限，這會嚴重地影響一個人，而當他還是一個脆弱、敏感的孩童時，更是如此。

這樣下去，嚴控情緒必會導致人們不敢再信任其「負面」感受。當他憤怒或反應激烈時，會努力壓抑這些情緒，因為他知道周圍的人們不會贊同他這樣做。當他感到強烈的恐懼時，他會試著鼓勵自己壓制或逃避恐懼，許多時候也會因此壓抑了自身的敏感性。久而久之，成年後的我們也往往對自身的情緒和感受持一定的不信任態度，他認為某些情緒是好的，另一些情緒則是負面的，在與他人交往的過程中必須要掩飾這些負面的情緒和感受。

臨床上，許多抑鬱障礙、焦慮障礙、恐懼症即與這種錯誤解決情緒問題的方法有關。更有甚者，由於過度過久地否認或逃避，導致成年後無法在意識中接收到情緒，出現情緒覺察缺乏。這將會剝奪個體很多有價值的適應性資訊。情緒失讀症，即是這種情況的極端例子。正如萊斯利・S・格林伯格所提出：

標籤自己感受的缺陷還表現為多種不同的形式，如表現在女性身上的邊緣人格障礙，表現在男性身上的確認自己感受的困難。逃避或者無能力標籤情緒與內在體驗，是導致焦慮和抑鬱的最主要的原因之一。無能力捍衛權力的憤怒或被阻礙的悲傷是多種抑鬱的基礎。然而，廣泛性焦慮中的擔憂能夠保護個體，使其對抗一些更為初級的情緒，比如羞愧或恐懼。在來訪者中，另外一種常見的困難是，人們的適應性情緒反應被其它情緒反應掩蔽了，比如憤怒隱藏了恐懼。

(二)如何旁觀情緒

旁觀情緒的訓練，屬禪學的觀受念處範疇，要求你不逃避、不評判和不壓抑，而是直接面對和擁抱情緒。正如《大念處經》中所記載：

比丘們！比丘如何就感受觀察感受呢？

比丘們！比丘在經歷快樂的感受時，他清楚了知：「我正經歷快樂的感受。」

在經歷痛苦的感受時，他清楚了知：「我正經歷痛苦的感受。」

在經歷不苦不樂的感受時，他清楚了知：「我正經歷不苦不樂的感受。」

在他執著於快樂的感受時，他清楚了知：「我正執著於快樂的感受。」

沒有執著於快樂的感受時，他清楚了知：「我沒有執著於快樂的感受。」

在執著於痛苦的感受時，他清楚了知：「我正執著於痛苦的感受。」

沒有執著於痛苦的感受時，他清楚了知：「我沒有執著於痛苦的感受。」

在執著不苦不樂的感受時，他清楚了知：「我執著於不苦不樂的感受。」

沒有執著於不苦不樂的感受時，他清楚了知：「我沒有執著於不苦不樂的感受。」

於是他於內部就感受觀察感受，於外部就感受觀察感受，同時於內部、外部就感受觀察感受。因此，他觀察感受當中不斷生起的現象，他觀察感受當中不斷滅去的現象，他同時觀察感受當中不斷生起、滅去的現象。於是他清楚覺知：「這就是感受！」修成了只有正念與覺照的境界，超越執著，不再貪著身心世界的任何事物。比丘們！這就是比丘如何就感受觀察感受。

下面是我們臨床旁觀情緒的常用指導語：

首先，找一個舒適的姿勢坐好，感覺一下你的身體，調整坐姿，盡量讓每一個部位都穩定、放鬆，能夠使你的身體在冥想過程中保持舒適、穩定。

坐好之後，閉上眼睛，讓你的後背部盡量挺直，讓呼吸更順暢地打開。接著，從頭到腳掃描你的整個身體，調整呼吸，柔和、自然，覺察呼吸的整個過程，以及帶給身體的精微感受。

現在，隨著呼吸的節奏，放鬆你的眼睛、面頰和下巴，讓你的肩膀、手臂、雙手也逐漸放鬆。下面，再來放鬆你的胸部、腹部，讓身體內在所有的器官也都放鬆、柔和下來。

接下來，將你的注意力關注於你的整個心緒，觀察你當下的情緒，是否有困倦、疲憊，或者喜樂、安詳。現在，嘗試去感覺你的情緒，但不要做任何評判、分析。

然後，再來回顧一下今天你所經歷過的事情，如果你曾感受到一些明顯的緊張、壓力、憤怒，或者其它強烈的情緒，此刻，你可以嘗試去回憶當時的感受，以及情緒的衝突，而後，試著調整呼吸，讓它釋放、放鬆下來。

在我們冥想觀照呼吸時，身體也許會生起一些強烈的感受或明顯的情緒，比如，煩躁、緊張、壓力、恐懼或者喜樂、自在……這時，你可以先把對呼吸的關注放下，去覺察這些升起的情緒，而後去接納它，像觀照呼吸一樣去全然地覺知它。如果這感受很強烈，你可以給它標記一下，比如，焦慮、憤怒、煩躁、喜樂或是悲傷，而後嘗試體察，看你在覺知它時，這些情緒會有什麼變化，是持續一段時間？還是變得更加強烈？或者會逐漸消失？保持對情緒的覺知和觀察，不管它最終消失或是始終存在，最終都將你的注意力再牽引回來，去觀照下一輪呼吸。

……（冥想三分鐘）

覺察你此刻心中的情緒、想法或感受，當它們消失或淡化之後，將注意力再次回到你的呼吸，如果你意識到分神，又開始陷入幻想、回憶，就立刻放下它，輕輕地回到呼吸或對情緒的覺知中。

……（冥想三分鐘）

現在，再讓我們覺察一下你的情緒如何此起彼伏，但最終仍然回到呼吸上來。

愛

愛超越所有界限和障礙。對立物在愛中會結合起來，融化在一起。愛是與一切合一，愛會延伸到第一件事，不會向任何事退縮。愛無所懼怕，連死亡也不怕，因為愛就是生命。

——托瓦爾特・德特雷福仁

愛在禪學中屬於「寬恕」、「慈悲」等範疇，是重要的療癒態度和能力。

一、為什麼要培養愛的能力

（一）冷漠現象比較普遍

二十世紀五〇年代，美國存在主義心理學家羅洛・梅在《人的自我尋求》中提出了人類的冷漠問題：

如果我說，根據我以及我的心理學家及心理醫師同事的臨床經驗，五〇年代人們的主要問題是空虛，這或許聽上去令人驚奇！

一、二十年前，有人還可能嘲笑人們的厭倦無聊，如今對於許多人來說，這種空虛已從厭倦無聊的狀態轉變成了一種暗藏著危險的無用感與絕望的狀態。

……人類是不能長期生活在空虛狀態中的；如果他沒有轉向某種事情他就不僅會停滯，被禁錮的潛能會變為疾病與絕望，最終會發展為破壞性行為。

空虛或無聊感……通常是因為人們感到無力對其生活或所生活的世界做任何有效的事。這種內心的空虛感是一個人對自己特定看法的長期的、不斷積累的結果。也就是說，他確信他作為一個實體無法控制自己的生活，或無法改變他人對自己的態度，或有效地改變周圍世界。因此，就如當今許多人那樣陷入了深深的無用與絕望感。又由於他的所感所想實際上不會改變什麼，因此他很快就會放棄其願望與感覺。

冷漠與感覺缺乏也是對抗焦慮的防禦手段，當一個人持續面對他無力應對的危險時，他最終的防禦手段就是甚至連對危險的感覺也放棄。

進入二十一世紀以來，這種狀況非但沒有緩解，反而似乎越加嚴重了。我們一方面在追求享受，主張及時享樂，並且精明地計算利害得失；另一方面卻在真正具有意義的事情上顯示出了驚人的無知與冷漠。這些重要事情包括生命與死亡、理想與現實、幸福與疾苦、存在與意義、尊嚴與恥辱，等等。三聚氰胺事件、藥家鑫事件、蘇丹紅事件、雀石綠風波……，無不顯示出了我們社會的冷漠。

之所以如此，與我們缺乏愛的能力有關。

（二）愛常常被錯誤表達

在傳統哲學中，愛常被分為四種：第一種為性愛，如我們所稱謂的性慾或性衝動；第二種為愛慾，即讓人有繁殖或創造慾望的愛的驅力，它是朝向存在與關係這樣更高級形式的慾望；第三種是友誼，朋友之情；第四種為博愛，也被稱為「同胞愛」，是對他人幸福的關愛。我們平常所體驗到的真正的愛，則是這四種愛的成分以不同比例混合在一起的愛。但是，從我們周圍的各種現象看，愛已被庸俗化和物質化了，性交易和物質交易是愛的常見錯誤表達類型。

1. 性

我們的社會把發生性關係稱為「做愛」。除有感情投入的性關係之外，這種稱謂在其它情況下是對愛的錯誤表達。例如，我們社會流行的包二奶、濫交現象就與下列因素有關：證明自己的身分感和能力、克服孤獨的願望、逃避空虛感與冷漠感。從心理動力學的角度看，這種行為恰恰是對潛意識中無效力／缺乏愛能力的補償。正如羅洛．梅所說：「在一個以數字無情地取代其它而成為身分證明的手段的世界中，在一個將「正常」定義為保持冷漠狀態的世界裡，性變得如此唾手可得，以至人們保持任何內心世界的唯一方式就是學會在性生活中不投入感情……。」

為了表現得更好，就要使人的自我感覺更少！這是一種惡性循環的象徵，既鮮明生動又恐怖！我們的文化就陷入了這種惡性循環之中。一個人越是要證明自己的力量，他就越要將性交——這種所有行為中最親密的、最個人的行為——當作迎合外界評判標準的表演。他越將自己看成可啟動、調整和操作的機器，他對自己或其伴侶的感覺就越少。而沒有感覺，他的真正的性慾望和性能力失去的也就越多。這種自我挫敗的結果是，最有性能力的愛人最終也成了性無能。

這類個體既不瞭解他人，也不投身於和他人建立關係。他們不關心他人的成長，也從來沒有完整地「看到」他人，不過倒從來沒有喪失對自己的關注。他並不存在於「彼此之間」，卻只是一直觀察自己。布伯把這種傾向稱為「自照」，並為這種沒有真誠對話、只有獨白的性關係感到歎息，這是一個鏡中倒影的世界。布伯對這類「好色之徒」作了如下形象的描述：

多年來我對男性世界很好奇，一直研究各種「好色之徒」。有人身邊有愛人，但是他只愛自己的激情。有人把自己分辨出的各種感受像勳章一樣掛在身上。有人充分享受自己充滿魅力的冒險。有人因獻出自我而心醉神迷。有人展示他的「強大」。有人因為借來的活力洋洋自得。有人高興的原因是自己既作為自己存在，也作為和自己完全不同的偶像存在。有人用落入某生活的「火焰」溫暖自己。有人在做實驗。諸如此類，在進行最親密對話的房間中，各式各樣的好色之徒在對著鏡子獨白。

2. 物質化

在我們的文化中，結婚講究「門當戶對」，跟愛似乎無關。以前在訂婚前女方要去男方家「看家」，看看是否有三大件：七〇年代的自行車、手錶和縫紉機，八〇年代的冰箱、彩電和洗衣機，九〇年代的電腦、空調和摩托車，現在其實也一樣，要看有沒有房子、車子和錢。

夫妻間如此，親人間、朋友間、同事間更是如此，所有的「愛」似乎都建立在「物質」、「人情」的基礎上。在我們的俗語中，送別人禮物叫「送人情」。因此準確地說，在我們的社會中，愛的能力是普遍缺乏的。難怪林語堂提出：「人情、面子、命運是統治中國人的三大女神。」

3. 偽愛和濫愛

中國人把「仁」列為「五常之首」，這個字由「人」與「二」兩部分組成。也就是說，仁愛是在兩個人的相互交往中發展起來的。我們現在天天喊：一切以XX為中心，為了XX的利益，為XX服務……，看看各種腐敗、商業醜聞就知道，我們口中喊的「愛」是一種偽愛。正如明恩溥在《中國人的氣質》裡所說：「百姓的態度與政府如出一轍，百姓們無論個人還是集體，只要自己的財產沒有遭受損失，就都不會對公共財產表示出責任心……，中國人不僅對「公共的」一切都漠不關心，而且，所有那些沒有被看管的現成財產都成了盜竊的目標。……」

所有這些事例都會使人得出這樣一個看法，即行善不是為了讓「善舉」的對象獲益，而是為了給行善者帶來回報。中國人做善事的目的就像在骰子遊戲中擲出「四點」來一樣，之所以這麼做的主要原因，就是要肯定自己能「更進一步」。

除上述偽愛之外，濫愛現象也是對愛的錯誤表達。例如，溺愛孩子的父母的口頭禪經常是：「還不是為了你好」，「要不是你，我們才不會這麼辛苦！」；「能幹」的主管不斷搞學習月、品質月，組織各種名目的活動，要求員工寫心得感想，制定三百六十度考核；醫生累倒在手術臺邊，教師累倒在講臺旁……。

從心理動力學的角度看，這種濫愛現象或許是內心缺乏愛的能力的補償行為。這些行為許多時候對「存在」意義上「人」的成長不利，而且還可能帶來危險。因為，真正的幫助一個人指的是「喚醒他／她，使其看到自身之光，認識自身的力量」。也就是說，你在尊重對方和自己是獨立個體的同時，又時時輕推對方一把。

同樣的，「必須幫助他人」或者「必須如何對待他人」諸如此類的感覺和想法對心理也是不利的。因為，這些語言和行為的背後可能是你內心深處蟄伏的無價值感，它一直喋喋不休地告訴你：不許違背各種準則，不許與眾不同，必須要做一個可愛、友善和樂於助人的人，必須要不斷改變自己以適應社會……，正如羅洛．梅所說：

這個社會充滿焦慮、寂寞、空虛的人。在我們的社會中，有各種「依賴」偽裝為愛，有的是互相幫助，有的是彼此滿足慾望，有的是透過各種人際關係進行的商業活動，有的甚至明顯因寄生而引起的被虐待狂。兩個感到孤獨和空虛的人彼此聯繫，以一種心照不宣的默契，讓彼此免受寂寞之苦，這也很常見。

二、如何培養愛的能力

愛在禪學中有慈、悲、喜、捨四個層面。西元二世紀的禪學家龍樹提出：「行慈無量，熄眾生心中的憤怒。行悲無量，熄眾生心中一切憂鬱和焦慮。行喜無量，熄眾生心中的悲傷和無歡。行捨無量，熄眾生心中的仇恨、厭惡和執著。」

其中慈悲是最高貴的生活方式，修習慈悲禪可喚醒匿居心底的愛之源。正如《慈經》中所說：「希望達到安樂平靜的人，應學行正直、謙恭、懂得使用愛語。他們懂得簡單和幸福生活、慈和、恬淡、少慾，不跟隨大眾比較和競爭。」

他們不會做任何智慧者所不認同的。

他們的心經常憶念：願所有人和眾生生活得幸福、安全、心思賢厚和自在。

願地球上所有生物生活安寧，無論是弱的、強的、高的、矮的、大的、小的、我們能看到的、我們不能看到的、近的、遠的、已生的和將生的。

願不會有任何人殺害其他人，不會輕視其他人的生命，不會因為憤怒和噁心帶給其他人痛苦和困難。

猶如母親以自己的生命保護她唯一的孩子，我們以慈悲心對待一切眾生。

我們以無界限的慈悲心覆蓋全世界和眾生，由上而下，由左至右，慈悲心不受任何東西所分隔，我們的心沒有任何的仇恨或怨憤。不論任何時候，在行、住、坐、臥時，只要清醒的時候，我們願保持心中的慈悲。慈悲的生活是最高貴的生活。

不落入邪見和貪慾，過著安寧的生活，達到覺悟，修行將真正超越生死。

具體在練習愛的禪修時，我們可參考下面的指導語進行：

現在，我們來進行愛的修習。

採取坐姿，你的目標是培養對自己和他人的愛，承認一個事實，無論我們對外如何表現，人人都能體驗到恐懼、悲傷或者孤獨的感覺。所以，在這段練習中，應當祝福自己，並將祝福轉換成對他人的愛。

首先，感覺一下你的身體，調整坐姿，盡量讓每一個部位都穩定、放鬆。然後，專注觀照一下你的呼吸，然後觀照全身。

準備活動做好之後，透過對自己說下面的話來表達你對自己的愛：

「願我平安，不致遭受苦難的折磨。無論發生什麼，我都會保持快樂和健康，願我能夠輕鬆地生活。」

不要著急，慢慢來，把講出上面字句的聲音想像成鵝卵石掉進深井裡發出的響聲。每次扔下一顆鵝卵石，然後傾聽聲響、思緒、感覺、身體知覺，無論身心出現何種反應，不要判斷對錯，它們都是你自己的反應。

如果你發現很難對自己產生愛的感覺，不妨想想某個無條件愛著你或者愛過你的人，甚至寵物。當你切身感覺到他們對你的愛的時候，看看能否對自己也產生這種愛。

「願我平安、快樂、健康，願我輕鬆自在地生活。」

選擇一個特定的時機，想想某位愛你的人，以同樣的話語祝福她或他：

「願他們平安，不致遭受苦難的折磨。無論發生什麼，他們都會保持快樂和健康，願他們能夠輕鬆自在地生活。」

接著選擇一位陌生人，可以是你經常在大街、公車或者地鐵上見到的人，你能認出對方，但也許不知道他們的名字，對其既不喜歡也不討厭，雖然你不認識這些陌生人，但他們的生活極有可能像你一樣，充滿了希望與恐懼，他們像你一樣也需要快樂，所以，請記住這些人，重複祝福他們的話語：

「願他們平安，不致遭受苦難的折磨。無論發生什麼，他們都會保持快樂和健康，願他們能夠輕鬆自在地生活。」

現在，如果你願意進一步拓展本次練習，可以找一個自己不喜歡的人，不一定是你最不喜歡的人，只要感到不太喜歡即可。或許是工作時遇到的，或者家庭中的某個人，你目前對其有一定看法。無論選擇了誰，你都盡量允許此人的形象在內心和腦海中停留，承認他們也希望過快樂的生活：

「願他們平安，不致遭受苦難的折磨。無論發生什麼，他們都會保持快樂和健康，願他們能夠輕鬆自在地生活。」

如果你感覺不到愛，不要擔心，只要保持意念上的友善傾向即可。請記住，無論什麼時候，一旦出現了緊張的感覺或者極端的想法，你總是可以透過觀照呼吸的方式，找到錨點，以便關注當下，善待自己。

最後，把愛擴展到所有生靈，包括你愛的人、陌生人以及你不喜歡的人，這裡的目的是，把你的愛擴展到地球所有的生靈身上，請記住，所有生靈當然也包括你自己：

「願大家都平安，不致遭受苦難的折磨。無論發生什麼，我們都會保持快樂和健康，願我們能夠輕鬆自在地生活。」

最後，把注意力引回呼吸和身體知覺上，在對當下一刻的清醒覺知中休息，做現在的自己，保持身心的完整和獨立。

需要注意的是，這種愛的禪修與西方的「愛人如己」相似，但與我們文化中的集體主義是風馬牛不相及的。

小結：牧牛的過程

只要將心念切換到全心全意地安住當下，讓心向內活在自己的中心，生命的本然和活力才能聯結。

——《正念：身心安頓的禪修之道》

如果我們堅持上述練習，就有可能擺脫「存有」痛苦，達到「存在正念」的狀態。在這種狀態中，我們釋放掉了各種意識，比如自己的身體、思維、情緒、健康、疾病、慾望、恐懼，等等，只是專注於自己的存在感以及「我存在」的狀態。換句話說，就是達到了悟境或空性的狀態。下面借用宋・廓庵師遠禪師的《十牛圖・頌》和宋・普明禪師的《牧牛圖・頌》中的詩偈來總結一下修禪的過程。

一、《十牛圖・頌》中的詩偈

尋牛・第一

茫茫撥草去追尋，水闊山遙路更深；

力盡神疲無處覓，但聞楓樹晚蟬吟。

著語：從來不失，何用追尋？由背覺以成疏，在向塵而遂失。家山漸遠，歧路俄差；得失熾然，是非蜂起！

這段話告訴我們：「真實的生命／生命的本體」從來就不曾失去過，根本用不著去追尋。但由於缺乏覺知導致自己在塵世中迷失，與本性／真我疏離。個體的痛苦／心理患疾也就由此產生。為了擺脫痛苦，需要尋找療癒生命的方法。

見跡．第二

水邊林下跡偏多，芳草離披見也麼？

縱是深山更深處，遼天鼻孔怎藏他？

著語：依經解義，閱教知蹤；明眾器為一金，體萬物為自己。正邪不辨，真偽奚分？未入斯門，權為見跡。

這段話告訴我們：「真我」隱藏在我們生活著的世界和環境中，只要稍微留心，還是可以發現一些「存在」的意義和價值的。重要的是分別真假、正邪，不能被似是而非、光怪陸離的世界欺騙了。

見牛．第三

黃鸝枝上一聲聲，日暖風和岸柳青；
只此更無迴避處，森森頭角畫難成。
著語：從聲入得，見處逢源；六根門著著無差，動用中頭頭顯露。水中鹽味，色裡膠青；眨上眉毛，非是他物。

這段話告訴我們：隨著個體觀照自我的感受和覺知的深入，終於瞥見了「真實的生命／生命的本體」的形象。但由於不斷受外界環境的影響和自身情緒、態度、行為等的頻繁活動影響，仍難以把握住「真我」。

得牛．第四

竭盡精神獲得渠，心強力壯卒難除；
有時才到高原上，又入煙雲深處居。
著語：久埋郊外，今日逢渠；由境勝以難追，戀芳叢而不已。頑心尚勇，野性猶存；欲得純和，必加鞭撻。

這段話告訴我們：發現了自我之後，還需調控自我。否則，又會因外界塵世的誘惑而心生貪戀，舊習難改，重回自我迷失的道路上。所以，自我訓練是非常重要的。

牧牛．第五

鞭索時時不離身，恐伊縱步入埃塵；

相將牧得純和也，羈鎖無拘自逐人。

著語：前思才起，後念相隨；由覺故以成真，在迷故而為妄。不由境有，惟自心生；鼻索牢牽，不容擬議。

這段話告訴我們：在發現「真我」之後，也會出現各種煩惱。所以仍需加緊「正念」訓練。對我們狂野的心性，要耐心地運用「正念」去「觀照」，將其馴服。

騎牛歸家．第六

騎牛迤邐欲還家，羌笛聲聲送晚霞；

一拍一歌無限意，知音何必鼓脣牙。

著語：干戈已罷，得失還無。唱樵子之村歌，吹兒童之野曲。橫身牛上，目視雲霄；呼喚不回，牢籠不住。

這段話告訴我們：透過禪療，我們的心理衝突已得到解決，心性不再亂跑。也就是說，生命已獲得了全新的體驗。

忘牛存人．第七

騎牛已得到家山，牛也空兮人也閑；

紅日三竿猶作夢，鞭繩空頓草堂間。

著語：法無二法，牛且為宗；喻蹄兔之異名，顯筌魚之差別。如金出礦，似月離雲；一道寒光，威音劫外。

這段話告訴我們：經過禪療，覓得「真我」以後，人格獲得整合，也就無所謂「煩惱」與「菩提」了。

人牛俱忘．第八

鞭索人牛盡屬空，碧天遼闊信難通；

紅爐焰上爭容雪，到此方能合祖宗。

著語：凡情脫落，聖意皆空。有佛處不用遨遊，無佛處急須走過。兩頭不著，千眼難窺；百鳥銜花，一場懡㦬。

這段話告訴我們：自我超越之後，就無所謂美醜、善惡、是非、生死等「存有」困境了。

返本還源．第九

返本還源已費功，爭如直下若盲聾；

庵中不見庵前物，水自茫茫花自紅。

著語：本來清淨，不受一塵；觀有相之榮枯，處無為之凝寂。不同幻化，豈假修治？水綠山青，坐觀成敗。

這段話告訴我們：達到「無我」的狀態之後，一切依照自然的本色去進行，實現生命真正的價值，這相當於人本主義心理學中的自我實現狀態。

入廛垂手・第十

露胸跣足入廛來，抹土塗灰笑滿腮；
不用神仙真祕訣，直教枯木放花開。
著語：柴門獨掩，千聖不知；埋自己之風光，負前賢之途轍。提瓢入市，策杖還家；酒肆魚行，化令成佛！

這段話告訴我們：在「利己」之後要「利他」，換句話說就是「自助與助人」。

二、《牧牛圖・頌》中的詩偈

未牧・第一

猙獰頭角恣咆哮，奔走溪山路轉遙；
一片黑雲橫谷口，誰知步步犯佳苗。

這段話告訴我們：未經訓練的心性是狂野的，我們的念頭、情緒、行為經常為自己和周圍環境製造麻煩。

初調．第二

我有芒繩驀鼻穿，一回奔競痛加鞭；
從來劣性難調製，猶得山童盡力牽。

這段話告訴我們：心性難馴，我們必須勤勉地去「正念」、「觀照」。

受制．第三

漸調漸伏息賓士，渡水穿雲步步隨；
手把芒繩無少緩，牧童終日自忘疲。

這段話告訴我們：要把禪修的方法融入生活，時刻不能放鬆。

回首．第四

日久功深始轉頭，顛狂心力漸調柔；
山童未肯全相許，猶把芒繩且系留。

這段話告訴我們：禪修訓練有成效後仍需用功，否則可能前功盡棄。

馴伏・第五

綠楊蔭下古溪邊，放去收來得自然；
日暮碧雲芳草地，牧童歸去不須牽。
這段話告訴我們：心性調服後，念頭、情緒、行為已不會出去搗亂了。

無礙・第六

露地安眠意自如，不勞鞭策永無拘；
山童穩坐青松下，一曲升平樂有餘。
這段話告訴我們：意識和潛意識「和解」後，身心就安詳了。

任運・第七

柳岸春波夕照中，淡煙芳草綠茸茸；
饑餐渴飲隨時過，石上山童睡正濃。

相忘・第八

白牛常在白雲中，人自無心牛亦同；
月透白雲雲影白，白雲明月任西東。

獨照．第九

牛兒無處牧童閑，一片孤雲碧障間；
拍手高歌明月下，歸來猶有一重關。

雙泯．第十

人牛不見杳無蹤，明月光含萬象空；
若問其中端的意，野花芳草自叢叢。
這四段話告訴我們：內心清靜以後，生活就會變得自然，人格變得完整，也就無所謂「存在」與「非存在」了！正如愛因斯坦所說：

人是整體宇宙的一部分，是受到時空局限的一部分。他會經驗到自己、他的想法和感受，好像與其餘世界是分開的，這是一種意識的錯覺。這種錯覺對我們來說是一種牢籠，把我們囚禁在個人的慾望裡，只對最接近的少數人有感情。我們的任務是擴大慈悲的範圍，擁抱所有生命和美麗的大自然，好讓自己脫離牢籠，得到自由。

Chapter 8

禪學智慧
適合療癒心理患疾

醫生：回陛下，她並沒有什麼病，
只是因為思慮太過，
持續不斷的幻想擾亂了她的神經，
使她不得安息。
馬克白：你難道不能照顧一顆生病的心靈嗎？
從記憶中拔出一種根深蒂固的悲痛，
抹去寫在大腦中的那些苦惱，
用一劑使人忘卻一切的甘美的藥劑，
把那堆滿在胸間，
重壓在心頭的積毒清除乾淨嗎？
醫生：那還是要仰丈病人
自己拯救自己。

——《馬克白》

從二〇〇九年開始，浙江省台州醫院心理衛生科把禪學智慧融入到了心理患疾的療癒中，發現禪學中的「正念訓練」以及領悟禪學格言、詩偈和故事的方法，對療癒抑鬱症、焦慮症、強迫症、恐懼症、疑病症、神經衰弱、成癮症以及其它慢性精神障礙均有幫助。下面將從心理患疾的診治現狀、禪學智慧療癒心理患疾的意義、禪學智慧在療癒心理患疾過程中的實務等方面進行介紹。

心理患疾的診治現狀具有局限性

你是否有這樣的經歷，無論你有沒有毛病，反正去檢查都能查出點兒什麼毛病來……咳咳，各位精神科大夫，別讓節操掉了一地……。

——曼弗雷德・呂茨

從精神／心理衛生科臨床可以看到，心理患疾者的痛苦與馬克白的痛苦類似。他們找醫生求治的目的也是相似，「有沒有什麼藥或方法讓我不痛苦／感到幸福呢？」當醫生回答說：「這些病人必須自我治療方可」，馬克白正確地予以反擊：「把藥扔去餵狗吧，我才不要你的鬼藥。」

事實的確也如此，與消滅入侵病菌的原則相比，緩解心理患疾的藥物是在一個完全不同的原則上發生作用的。一些藥物會阻斷思維或情緒狀態導致的痛苦結果，但是它們無論如何都不會對其病因產生任何效果。它們能夠改變有機體的反應，但是它們卻不能觸及這些反應當初為什麼被歪曲這個問題。

具體地說，儘管抗焦慮藥和抗抑鬱藥能夠幫助你不感到焦慮或抑鬱，但是對是什麼使得你焦慮或抑鬱這個問題，它卻無能為力。對你來說不感到焦慮或抑鬱也許是有價值的，尤其是它讓你可以更有效地應對日常生活和工作中的困難，讓你在痛苦的境遇中感受不到痛苦。但是，這時候的你只是生物學意義上的人，已不具有「存在」意義上的「靈性」了。

因此，對於心理患疾的來訪者來說，僅僅消除他們的症狀，而沒有幫助他們治癒導致這些症狀的潛在問題是有害的。一般而言，症狀的作用是提供信號和定向儀以找到潛在的問題。在心理學方面，焦慮情緒和抑鬱情緒是告訴個體他有一個潛在的問題需要努力糾正的自然方式。

例如，存在主義認為，人有尋求意義以及調節感情的動機。人們生來就被植入到意義之中，並且持續努力地去發現意義。我們的主要動機是我們自覺自願地發現生命的意義，意義不能被給予，必須追求才能獲得。焦慮和抑鬱的出現可能正是來訪者無意義感的表達。

下面借羅洛·梅的話再強調一下這一觀點的重要性：

當一種治療是麻醉原始生命力，使之鎮靜，或使用其他方法迴避它而非正視它，這治療就是失敗的而非成功的……。

如果現在已經得到完善的這些緩解心理患疾的藥物，以及改變情緒的藥物變得廣為人們使用，而沒有同樣地幫助人們解決他們的問題，那麼我們將面臨一個比當前社會更為廣泛的各種新型態的心理和心身障礙出現。如果我可以大膽做一個推測，那麼這些新的心理或身心障礙主要的問題，很可能就是情感淡漠以及內在空虛體驗。因此，這些藥物絕不會降低日後對心理學的需求，實際上，克服這種對生物的性質的混淆，然後研究出某種關於人的科學，以引導心理治療的研究，只會變得更為關鍵。

德國精神科醫生曼弗雷德．呂茨也提出了類似的觀點：「只有當精神病藥物能給患者帶來自由時，才能讓患者使用藥物。實際上，所有出於其他原因的藥物使用都是不負責任的操縱。」

心理療法的情況也類似，目前常用的心理治療方法能緩解一些心理患疾的症狀，但不會向患者提供幸福或生命的意義。因為心理醫生並不比其他人具有更多的智慧和生活經驗，病人與心理醫生之間的談話是人為的，進行得好，可以稱得上技巧成熟，但從來不是直逼問題根源的。正如曼弗雷德．呂茨所提出：

對於精神分裂症患者、抑鬱症患者和其他人來說，最好的交流形式就是跟「屠夫、麵包師和售貨員……」等這些普通人對話。因為只有當心理患疾過於嚴重，實在進行不了這種交流時，才需要心理學專家的介入。但是一旦患者能夠重新進行最佳形式的交流，這種介入就應當停止。

此外，現在對健康與疾病的認識存在錯誤理解。自世界衛生組織提出了「烏托邦」式的健康理念——「身體上、心理上和社會適應能力上達到一種完美狀態。」這種「烏托邦」式的概念導致了很多危害：

（1）誘導許多人無限地「崇拜健康」而忽略了生命的意義，甚至在某些地方產生了一種荒謬的「健康宗教」，身在其中的人們小心翼翼、戰戰兢兢地活著，為的是能「壽終正寢」；

（2）由於這種健康在現實中根本不可能實現，所以催生了大量的「健康產業」，活躍了許多「保健市場」；

（3）只要你做了足夠的身體檢查，就會發現或多或少的問題，許多人因此長期往肚子裡灌藥……

德國著名的精神病學家克勞斯．多爾訥曾透過多家跨區域發行的嚴肅報紙進行調查，想知道究竟有多少德國人可能患有焦慮症、恐慌症、飲食失調、抑鬱症、精神分裂症、各種成癮症、癡呆症等。簡單統計得出的結論是：超過百分之二十一的德國人患有需要進行精神治療的疾病。可以看出，心理患疾的診治現狀具有明顯的局限性。曼弗雷德．呂茨告誡道：

在這個世界上，其實沒有精神分裂症，沒有抑鬱症，沒有成癮症——有的只是承受著各種不同痛苦現象的人……。

在精神病學各個領域聲勢浩大、如火如荼的「早期診斷」熱潮也該降溫了……，誰要是下班後還眉飛色舞地念著精神病學專業理論，在個人生活裡到處為別人作診斷，那他還是趁早轉行，省得禍害自己還糟蹋他人。此外，給一個根本沒打算掛號看病的人做出診斷，真是很不合適……，嚴肅地說，在健康人身上故意找麻煩，是挺下三濫的行為。人不能這樣被濫用，精神病學也不能這樣被濫用……。

因此，能否頂住社會壓力，不把那些非同尋常或稍微添亂的傢伙宣佈為「病人」，是對精神病學能否維護自由的考驗。

禪學智慧在療癒心理患疾中的意義

很多心理患疾的表現形式其實並不構成臨床性的問題。

——萊斯利．S．格林伯格

作者認為，心理患疾的治療之所以那麼困難，首先在於心理患疾根植於人類的「存有」困境（已在第三章論述）；其次，為了擺脫「存有」痛苦，人們在成長過程中形成了錯誤的解決方式（已在第二章論述），即精神官能症性人格／需求。心理學家霍尼曾把容易造成心靈痛苦的精神官能性需求或精神官能症人格歸納為10種：

（1）對愛和被讚許的精神官能症需求：活著就是為了得到愛和讚揚；

（2）對求助於夥伴的精神官能症需求：依附於一個能保護自己的夥伴，以免遭傷害；

（3）囿於自己狹隘生活圈子的精神官能症需求：為避免失敗而無所事事；

（4）對權力的精神官能症需求：崇拜強權、蔑視弱小；

（5）對剝削他人的精神官能症需求：害怕別人占自己的便宜，但卻認為自己從別人身上得到好處是理所應當的；

（6）對社會聲望的精神官能症需求：活著是為了得到認可，獲取在別人心目中的威望；

（7）對個人欽慕的精神官能症需求：活著是為了被別人奉承和恭維；

（8）對個人成就的精神官能症需求：不顧後果地追求名聲、財富和社會地位；

（9）對自足和自立的精神官能症需求：極力避免對任何人承擔責任，不願為任何事和任何人所累；

（10）對盡善盡美的精神官能症需求：對任何批評都極為敏感，力圖完美無缺。

進一步分析可以發現，這十種精神官能症性需求或精神官能症人格均與逃避死亡、無意義、孤獨、自由和限制等基本的生命主題密切相關。有精神／心理衛生科臨床經驗的人都知道，無論是應對人類的「存有」困境，還是要改變人的「本性」，藥物治療的作用往往是無能為力的，已有的心理治療方法也暴露出諸如過於繁瑣、不夠深入、療效短暫等缺陷。但這些主題恰恰都是禪學研究的核心內容。例如，六祖慧能禪師所說的「生死事大、無常迅速」，雲門文偃禪師提出的「好事不如無」，克勤佛果禪師所說的「看腳下」……，無不是教人如何去「活」。正如作者曾在「禪療三部曲」的第一部——《與自己和解：包祖曉醫師教你換位思考，重新擁抱自己，找回身心靈的平靜與健康》中所提出：

焦慮症、強迫症、恐懼症、疑病症、神經衰弱等精神官能症是一類「怪」病，表面看起來沒什麼問題，患者內心深處卻存在著撕心裂肺的「痛苦」和「衝突」。

精神官能症的治療和修禪一樣，需要患者自己努力，過度依靠精神科藥物、臨床醫師等外力是不可取的。無論是醫生還是病人，如果能在治療中融入禪學智慧，學習「正念」地、「智慧」地活在「此時此地」之中的技巧，精神官能症就不知不覺地治好了。

概括而言，禪學智慧療癒心理患疾的意義主要在於：

（1）與藥物結合，發揮到減少藥量、縮短用藥時間以及標本兼治的作用；

（2）與心理治療方法整合，縮短治療時間，提高領悟能力；

（3）提供「自我訓練」方法，促進人格的完整和人性的成長；

（4）教人認清「存有」痛苦的本質，把痛苦「消失『進』生活裡。」

禪學智慧在療癒心理患疾中的實務

存於內心的光輝環繞所有世界，所有生物，善與惡。這是真正的合一，那麼，它怎麼能容忍自己裡面同時有相反的善與惡呢？事實上並沒有衝突，因為惡正是善的寶座。

——巴爾．謝姆．托夫

「禪療」的方法很多，但基本上可用坐禪或悟禪來概括。我們臨床治療心理患疾時，常根據來訪者的具體情況使用正念禪修、慈心禪修，以及領悟禪學格言、詩偈和故事等方法。

一、正念禪修的應用

基於禪學正念的理論，在國外已開發出了正念減壓療法（MBSR）內觀認知治療（MBCT），這兩種方法已證明對焦慮症、抑鬱症、強迫症、慢性疼痛、腫瘤的康復有效。其它如情緒聚集療法（EFT）辨證行為療法（DBT）接受與實現療法（ACT）均與正念的思路相仿。

第七章所描述的接納、停頓、專注、旁觀技術即是正念禪修的核心。我們體會，除急性、重性的精神疾病之外，其它類型的心理患疾及慢性病均適合練習正念技術。下面介紹常見心理患疾正念治療技術的操作方法：

1. 強迫雜念的正念操作

強迫雜念是強迫思維中的常見類型，主要表現為頭腦中經常出現一些沒有意義或者患者主觀不想出現的想法、念頭或者畫面，患者想驅除或控制，但是越是這樣反而越出現得頻繁，並且干擾了患者的日常生活，使患者痛苦不堪。

正念治療的第一步（接納）是要患者學習「正知」：當下頭腦中出現的任何想法、念頭、畫面都是自然的身心現象，把它看成是「正常」的。因為當下出現什麼樣的內容是由你過去的習氣和當下的因緣所決定的，裡面並沒有一個「我」參與其中，不是你當下所能決定的。需要注意的是，我們是接納「自己會有各種念頭」這種現象，而不是接納「想法、念頭和畫面的內容」。換句話說就是，允許自己頭腦中有想法、念頭和畫面出現，但不要對它們的具體內容產生興趣。

正念治療的第二步（專注）是要患者主動把注意力集中在一個地方（如呼吸或其它具體的事物上），讓「想法、念頭和畫面」存在但不與其糾纏，當注意力漂移時，輕輕地把它拉回到注意物件上。

正念治療的第三步（旁觀）是要患者及時地觀照軀體和內心的反應，如軀體方面的心慌、胸悶、氣促、噁心等，心理方面的煩躁、焦慮、害怕、恐懼、抗拒等。

需要注意的是，開始訓練時，接納與專注可以連在一起練習，練習得相對純熟後重點練習旁觀念頭。之後可以把旁觀軀體和旁觀情緒也融入其中。

2. 強迫性窮思竭慮和強迫行為的正念操作

強迫性窮思竭慮者就是對不能透徹理解的事不放心，總想以邏輯上的思維分析來消除當下的感受。與此相似，強迫行為患者則透過一些行為來試圖擺脫當下的焦慮感。所以正念操作的第一步都是接納，把當下出現的所有感受／現象看成是正常的；第二步是重新聚集，也就是主動地把注意力輕輕地放在一個專注物件上，第三步是旁觀各種軀體和心理方面的感受，持續地以一個旁觀者的身分觀照著它，但不要過度用力，就像看著「天空中的雲朵」或「飄在水面的落葉」。我們這麼做並不是想讓這種感受消失，這個感受停留多久，多麼強烈，怎麼變化都不是由你去負責，這些只是遵循自然的法則，我們要做的只是帶著好奇心，抱著瞭解這個感受的態度去觀照。當然，如果這個想要做的感受太過強烈，做了也沒必要譴責自己，只是帶著覺知，把這個做的過程放慢。

作者體會，對於強迫性窮思竭慮和強迫行為的正念操作，可與行為療法中的暴露反應抑制（ERP）整合在一起使用。

3. 社交恐懼症

社交恐懼症患者往往在與他人交流時總覺得自己表情不自然、臉紅、緊張，覺得給對方造成不適，擔心別人會怎樣看自己，從而影響了正常的社會功能。對其正念操作的方法與處理強迫症狀類似，先是接納自己是與眾不同的獨立個體，不迴避，在與人交往時把注意力聚焦在具體的事務上，如果思緒飄到那些不自然感受上時，就輕輕地拉回到具體的事務上，就算出現臉紅、結巴，也不要責備自己，重新去聚焦即可。

4. 抑鬱障礙

抑鬱障礙屬情緒障礙，許多時候需要藥物治療，正念技術往往在輕度抑鬱或重性抑鬱的恢復期使用。對其正念操作的第一步還是接納，即把自身當成「客房」，把「情緒」當成「旅客」，我們唯一需要做的是：不管是高興還是悲傷，情緒來了就歡迎，情緒走了就歡送。在各種旁觀技術中，旁觀軀體感受和旁觀情緒顯得比較重要，需要強化練習。

5. 身體症狀疾患

身體症狀疾患患者反覆陳述軀體症狀，不斷要求醫學檢查，無視反覆檢查的陰性結果，不接受醫生關於其症狀並無軀體疾病病變基礎的再三保證。對其正念操作的方法的第一步依然是接納，讓患者學會接納軀體不適是身體的「正常」反應，允許症狀存在，帶著症狀生活。在各種旁觀技術中，旁觀軀體感受和旁觀念頭顯得比較重要，需要強化練習，學會對軀體症狀進行標籤，如出現癢的感覺時，就標記「癢、癢」，出現疼痛的感覺時，就標記「疼／痛、疼／痛」。

就臨床所見，許多身體症狀疾患者存在情緒失讀症，他們在用軀體不適來代替心靈痛苦。因此，對這類患者而言，喚醒情緒和旁觀情緒是必不可少的環節。

6. 失眠症

對於失眠症的正念操作首先要讓患者明白，睡眠不受自主意識控制，每個人都有偶爾睡不著的時候，尤其當心裡有事的時候更是如此。當睡不著的時候先要接受自己當下這個狀態，知道這個現象的發生對於你是「正常的」。然後把注意力輕輕地專注於與睡眠無關的事物上，你可以眼睛看著天花板，也可以專注於呼吸，甚至是跟著伴侶打鼾……。不管內心是否出現恐懼、著急或是焦慮，你只是如此去做就行。不管有沒有睡著，第二天準時起床，做該做的事。

不管你已經失眠多長時間了，還是按照上述辦法去做。

7. 其它

廣泛性焦慮症、恐慌發作、各種成癮、衝動控制障礙以及慢性精神疾病的正念操作均與上述技術類似，無外乎接納、停頓、專注和旁觀等方法。

需要注意的是，由於許多心理患疾者存在著「童年創傷」或「外在事故」，正念練習經常需要與寬恕禪修、慈心禪修結合進行。

此外，如果把這些技術整合到認知治療、行為治療、精神分析等現代心理治療體系中，可起到相輔相成的效果。

二、禪學格言、詩偈和故事的應用

（一）禪學格言

禪學格言就是歷代禪師用簡單的一句話或幾句話精要地表達某種含義，來揭示生命規律，闡明某種道理，教育和規勸別人。格言的特點是言簡意賅，很容易表達所包含的意思，包括所蘊含的哲理，可以給人清晰和深刻的印象和理解。因此，可以運用在心理患疾的諮詢與治療過程中。由於格言反射歷史性的、文化上的價值觀念，有許多是一般人熟悉的，運用在心理諮詢與治療中可以發揮本土性的治療效果。

具體地說，在心理患疾的治療中適當地運用格言至少可發揮如下的作用：

（1）增加來訪者對問題的認識和理解。因為許多時候來訪者對自己的問題只體會到痛苦，而不能認識到問題的實質。

（2）格言在心理治療過程中，可以用來作為供給來訪者解決心理問題的途徑，幫助他們找到解決問題的方法。

下面舉數例來說明：

（1）當一個人面對利益的喪失而焦慮的時候，我們可以引用「煩惱即菩提」來告誡他，面對困境，如果不捲入情感則是菩提，否則就是煩惱。

（2）當一個人患有健康焦慮時，我們可以引用「色不異空，空不異色，色即是空，空即是色，受想行識，亦複如是」來提醒他，「空性」是生命的本質，但「空性」並不是虛無，真實的生命只有「當下」。

（3）當一個人為失眠困擾時，我們可以引用「餓來吃飯、困來即眠」來提醒他，睡不著意味你還不需要睡覺，那就起來做事吧。

（4）當一個人患有焦慮症、強迫症時，我們可以引用「本自無縛，不問求解。直用直行，是無等等」來告誡他，本來就沒有束縛，根本不需要問如何解脫！當下就是運用，當下就是解脫，這就是最高的法門了！再說簡單點就是，順其自然即可。

（5）當一個不適合藥物治療的心理患疾者抗拒心理治療時，我們可以引用「為病是虛妄，只有虛妄藥相治」告誡他，你的病本來就是虛妄的（功能性的、假想的），所以只有用虛妄的藥（心理治療）才能治療。

（6）當遇到一個被動型人格障礙時，我們可以引用「一日不作、一日不食」來告誡他，如果沒事可做，至少從做飯、掃地、刷馬桶、洗衣服開始吧！

（二）禪學故事

我們知道，釋迦牟尼、耶穌和穆罕穆德並不傳教，他們只是講故事。禪學故事總結了歷代禪師育人的過程，鼓勵人們採用簡化成更具邏輯或直覺感悟的思維方式來改變見解。雖然對禪學故事的「正確理解」常常不止一種，但每個故事都闡釋了人類本性的某些重要方面。事實上，精神分析治療的創始人佛洛伊德就是從分析伊底帕斯的希臘神話故事開始的。今天，故事在我們的生活中仍然一如既往地保持著它獨特的魅力。正如一位禪師在告訴徒弟關於故事價值時所說：「借助一毛錢的蠟燭可以找到遺失的金幣。透過一個簡單的故事可以發現最深切的真理。人要懂得，故事是人性與真理之間的最短距離。」

我們體會，如果在心理治療中恰當地運用禪學故事，至少能發揮如下作用：

（1）有助於和來訪者建立良好的關係。因為在治療過程中有時會出現尷尬場面，來訪者不能充分理解治療師的意思，或者治療師不能直接表達某種意思時，提出一個與治療過程相關的簡短而有趣的禪學故事，無形中可以增加幽默感。

（2）有助於來訪者對自身問題的理解、領悟和接受。在治療過程中，由於來訪者個人的文化知識或者對問題的認知偏差，有時候很難使來訪者領悟對自己心理問題或情結的理解和認識，諮商師可以透過講述與問題或情結相類似的禪學故事，來暗示或揭示來訪者的問題所在，使來訪者從不同的角度和途徑來看待並領悟自己的問題，促進他們心靈成長，促進問題的解決。

（3）有助於諮商師協助來訪者對自己問題的闡述。有時在諮詢過程中來訪者在暴露自身問題時會自覺或不自覺地產生害羞或內疚感，這時，如果能引用一個通俗易懂的禪學故事來印證來訪者的問題，就會有助於來訪者去袒露自己內心的深層問題。

（4）許多禪學故事有可能為來訪者提供解決問題的方法。在故事中，常蘊含著處理問題或解決情結的要領或途徑。

下面舉數例來說明：

1. 心被鎖住了

從前，有一個女子，總是做一個奇怪的夢，夢中常出現相同的場景：很多人被關在一個黑房子裡，房門上了一把生銹的鐵鎖，人們在裡面哀求。每當夢醒，她就覺得自己胸口悶。久之，她得了一種病，覺得胸悶、心神不定、非常煩躁。

她聽說有一位老和尚能醫治一些疑難雜症，於是跋山涉水去求見。老和尚說：「這病不難治，我給你一枚金鑰匙，你掛在胸前，但應記得，如果再夢見那個場景，用鑰匙把門打開，把黑房子裡的人都放出來。這樣，你的病就好了。」

她謝過老和尚，掛著金鑰匙回家了，不多日，果然又夢見了黑房子裡的人，這次，她湊近了黑房子向裡張望，看見房子裡都是自己討厭的人，有罵過她的婆婆、欺負過她的鄰居、還有小時候把她推進臭水溝裡差點淹死她的同伴等等。再向裡看，怎麼還有一條瘸腿狗？她想起來了，這條黑身體白腦門的惡狗經常出現在小時候她上學的路上。總之，黑房子裡有很多曾經傷害過她的人。她想：我可不能打開這個房門，受罪的應該是他們。於是，在求救聲中，她收回了金鑰匙。

半年過去了，她的病又加重了，她去求見老和尚，老和尚說：「只有最後一次機會了，否則我的金鑰匙也救不了你，今天晚上你還會夢到那個場景，在那把鎖還沒有真正鏽死之前，你必須把它打開。」聽了老和尚的話，她下定了決心。

果然，晚上又夢見了黑房子，她什麼都不多想了，勇敢地拿出金鑰匙，喀當一聲打開了鏽鎖，裡面的人拼命擠了出來。隱約中，好像還有一個女子在人群最後邊慢慢向門口走來，越來越近，她覺得女子竟如此面熟，好像是自己，不！就是自己，她蓬頭垢面，目光呆滯，十分瘦弱可憐。就在這女子走出黑房子的一瞬間，黑房子突然倒塌了，陽光傾瀉進來，刺眼的光亮使她驚醒，她渾身出透了冷汗。

此時傳來老和尚的聲音：「囚住了別人也囚住了自己，鎖住了過去也鏽住了自心；怨恨煩惱堆起了黑房子，打開心窗讓陽光照進。」

自此之後，她的病徹底好了。整個人變得眼裡有光，面色紅潤，十分漂亮。

你的內心有沒有黑房子？那裡有沒有你憎恨的人？你要不要一把金鑰匙？你是否願意放了他們？

這個故事告訴我們，想要獲得自在和解脫，必須向內心去探索；內心黑暗不可怕，重要的是讓陽光能進去；如果你理性思維太強大，心理防禦太堅固，請暫時放下來吧，聽聽內心另一種聲音。

2. 誰最痛苦

相傳佛陀為了消除人間的疾病，就從人間選了一百個自認為最痛苦的人，讓他們把各自的痛苦寫在紙上。寫完後，佛陀說：「現在把你們手裡的紙條相互交換一下。」這一百個人交換過手裡的紙條後，個個十分驚奇，都急著從別人手裡搶回自己寫的。

這個故事告訴我們，我們生活中的每個人都會有意或無意地站在自己的立場上看問題，只知道自己的痛苦，不知道別人的痛苦，看別人時總是羨慕他們的幸福，而看自己時總是抱怨自己的不如意。事實上，「人生本苦」，世間沒有一個人是沒有痛苦的，只是每個人的痛苦不一樣罷了。

3. 關於死亡的兩個故事

① 旅館

一個人直接走進國王的宮殿，在守衛攔住他之前來到了國王身邊，坐在王座上。

「我想要住宿。」這個人說道。

「這可不是旅館，」國王怒道，「這是我的王宮！」

「那我請問你，在你之前誰擁有這個王宮啊？」

「我的父親，他已經死了。」

「那在你父親之前又是誰擁有這個王宮呢？」

「我的祖父，他也已經死了。」

「那麼這不就是一個人可以住一段時間，然後又離開的地方，那你還說它不是旅館？」

這個故事告訴我們，在生命的長河中，每個人都是過客。我們從來不能真正擁有什麼東西，因此，我們應該在有生之年盡量過得有價值。

②還沒死

「一個智者死亡之後會發生什麼？」一個帝王問道。

Gudo 大師回答說：「我怎麼會知道？」

「因為你是大師啊！」帝王說。

Gudo 大師回答道：「是的，陛下，但我沒死過。」

這個故事告訴我們，有智慧的人往往知道他們還不夠聰明。我們只有活在當下，才能走過生命中遇到的一座座橋。最重要的不是想著未來，而是關注當下。

4. 承認害怕的故事

有一天發生地震，整個寺廟都在搖晃，有一部分房屋坍塌了，許多和尚都很害怕。當地震過去後，大師說：「現在你們有機會見識到一個得道高僧在危機中是如何表現的。你們一定注意到了我剛才一點也沒有驚慌。我把你們都領到了寺廟最堅固的地方。但是，儘管我很有自制力，還是感到有點緊張。你們能從喝了一整杯水的事實中推斷出來——我在平時是不會這樣做的。」一聽完，其中一個和尚笑了但是沒有說話。

「你笑什麼？」大師問。

「您喝的不是水，」和尚說，「是一瓶醬油。」

這個故事告訴我們，恐懼是人的本能反應；在害怕時承認害怕，然後帶著害怕去做該做的事，這是一種心理勇氣；在害怕時告訴自己「不要怕」／「沒什麼好怕」的，只會增加恐懼感。

5. 放不下的和尚

兩個正在雲遊的和尚來到一條河邊，遇到一個女人，她害怕水流，因此她問他們能不能帶她一起過河。第一個和尚猶豫了，但另一個和尚很快把她扛在自己的肩上過了河，在河對岸把她放了下來。兩個和尚繼續前行，第一個和尚一路上一直在深思。最後，他終於忍不住打破沉默，說：「師兄，師父教導我們男女授受不親，但是你剛才把她扛起來還送她過了河。」

「師弟」，第二個和尚說，「我在河邊就把她放下了，而你一路上都扛著她。」

這個故事告訴我們，面對挑戰，最好的辦法是採取有效的行動，去克服困難，而不是讓它成為心理負擔。

6.「鐘」大師

一名新學徒找到一個大師，詢問要怎樣準備他的修行。「把我想像成鐘，」大師解釋說，「輕敲我一下，你就會聽到小小的響聲，重重地敲擊，你就會得到大聲的鳴響。」

這個故事告訴我們，「種瓜得瓜，種豆得豆」。如果你嚮往美好，而且你真的敞開了心扉，美好就無處不在。如果你在角落裡淒慘地蜷縮著，那麼當快樂從你身邊經過時你都可能注意不到。

7. 保持安靜

師傅要求四個和尚嚴格保持安靜，聽到這句話後，第一位和尚魯莽地答道：「那我一個字都不說。」第二位和尚斥之：「你已經說話了！」「你們兩個都是笨蛋，為什麼要開口說話呢？」第三位和尚說道。這時第四位和尚得意地宣佈：「我是唯一一個沒說話的人。」

這個故事告訴我們，人有時會嚴格要求他人，寬於要求自己；雖然目標明確，但人容易注意力分散，在繁忙中忘了目標。

8. 狗兒投井

從前有一隻狗，來到了井邊，它瞪著眼睛，翹著尾巴，聳起全身的毛，汪汪地吠著。一低頭，它看見井裡也有一隻狗，瞪著眼睛，翹著尾巴，聳起全身的毛，汪汪地吠著。它不禁大怒，對著井裡的狗狂吠。井裡的狗也不甘示弱，怒氣衝衝地對著它吠。這只狗越來越生氣，便狂嚎著向井裡撲去。

「撲通」一下，吠聲消失了。井邊又恢復了原有的寧靜。

這個故事告訴我們，我們許多時候衝著配偶、同事發火，卻不知是自己的「陰影」投射在外面。

9. 禿鷲

從前有一隻禿鷲飛進了王宮，禿鷲看到王宮裡有一隻鸚鵡，受到國王的寵愛，就問鸚鵡：「你是用什麼手段得到國王寵愛的？」

「我到王宮後，叫聲特別好聽，國王喜歡聽我的叫聲，他常常把我放在身邊，一有空就聽我唱歌，還用五彩珍珠點綴在我的身上，好看極了。」

禿鷲聽了，非常羨慕，又非常嫉妒，就自言自語地說：「我的叫聲比鸚鵡響亮多了，應該在王宮裡高聲鳴叫，讓國王聽見，我也會受到國王優待。」

這時國王正在睡覺，禿鷲跳到樹枝上大聲啼叫起來，國王一下子就驚醒了，聽了這叫聲，毛骨悚然，非常恐懼。

侍衛官聽見國王房間有動靜，急忙跑過去察看。國王就問他們：「這是什麼聲音？聽了讓人害怕。」

「是一隻禿鷲，在門口樹上發出的怪聲。」

「馬上給我派人把禿鷲抓住來見我！」

不一會兒，禿鷲就被逮到了國王面前，禿鷲還以為是國王為它打扮呢，於是便洋洋得意，眼睛骨碌碌地轉來轉去。

這下，國王更火了，命令左右拔去禿鷲的毛，禿鷲被拔得渾身疼痛，也不能飛了，倉惶地逃出王宮。其它鳥見到它這副狼狽相，忙問：「你這是怎麼回事？」

「全怪那只討厭的鸜鵒！」

這個故事告訴我們，要有自知之明，做真實的自己，不要跟他人比較；出問題後，得先從自身來找原因。

（三）禪學詩偈

禪學詩偈既是禪，也是詩，是禪學與文學的完美結合，是歷代禪師參禪悟道過程的經歷總結，基本上都與生命的「存有」相關。跟禪學格言和禪學故事類似，在心理患疾的治療中如果適當應用，必將有助於解除心理痛苦。

下面舉數例來說明：

1. 罪福如幻起亦滅

毗舍浮佛

假借四大以為身，心本無生因境有；
前境若無心亦無，罪福如幻起亦滅。

毗舍浮佛告訴我們，身體是由地、水、火、風構成的，心理是與外境相應而產生的，如果沒有外境也不會有心理的種種感受。同樣的，人們心理上的罪惡與幸福的感受也是這般因緣和合產生的幻覺，只是幻覺而已，也會隨著因緣消滅而消滅。智慧猛利的人一瞭解到只是幻覺而已，立刻能不為罪惡所憂，不為幸福而喜。

2. 家中四威儀

慈受懷深

①

家中行，尋常違順不須爭，

若知步步無階級，何必蓮花腳下生？

②

家中住，早起開門夜閉戶，
運水搬柴莫倩人，方知佛是凡夫做。

③

家中坐，一室寥寥是什麼？
靈光一點甚分明，何必青山尋達摩？

④

家中臥，展腳縮腳皆由我，
若能一覺到天明，始信參禪輸懶惰。

慈受懷深禪師借著行、住、坐、臥四種日常生活中每天必做的事，告訴我們「當下即是」。對我們現代人來說，如果學會上廁所時專心上廁所，不玩手機；吃飯時專心吃飯，不看電視；與人相處時，就全心全意與眼前人在一起。那麼，這幾近於道了。

現代社會裡許多人有失眠、焦慮、強迫等障礙。對他們來說，怎麼樣能睡得著、怎麼樣能不胡思亂想，簡直比成佛還難。慈受懷深禪師告訴了我們祕訣：心無罣礙之後，任何微不足道的事，都自有一份莊嚴的氣象。

3. 自己貓兒已走失

潘良貴

自己貓兒，久已走失，
別人家貓，問之可惜，
落花流水，恁他唐突！

潘良貴告訴我們，心外求法，越求越遠；只有向內心深處去旅行，才可能得到安寧與幸福。

Chapter

9

運用禪學智慧療癒生命的案例選析

平淡無奇恰恰構成了本體意義上的存在，而這存在就在「出生與死亡」之間。

——海德格

近年來，我們在精神／心理衛生科的臨床開展了「運用禪學智慧療癒生命」的實踐，發現禪學方法的使用對緩解各種心身痛苦、促進疾病的康復均有幫助。本章試以五則具體案例來介紹禪學智慧在療癒生命中的應用。

人際交往困難的趙先生

一、臨床特點和治療經過

趙XX，男，現二十九歲，本科，未婚。

二〇一二年五月九日首診（二十五歲時），主要因人際交往困難前來諮詢。

來訪者反映：回想起來，自己目前的困擾是在讀初一時，因一同學比自己成績好，此後人際交往出現困難：膽小、做事猶豫，與人在一起不知道要說些什麼，顯得緊張、不知所措。頭腦中反覆想些人際交往的問題。既嫉妒比自己強的人又想像他們一樣表現好，自卑，不敢找對象，情緒低落、多疑，看到別人得病就害怕，擔心自己也得病。現在覺得自己記憶力很差，容易疲勞。平時「胃腸功能較差」，容易腹瀉。性格較為內向，「怕麻煩」、「不敢麻煩別人」、「對別人不敢說不」。曾經服用過舍曲林、利培酮，效果不明顯。目前正在服用帕羅西汀 20mg／天，效果仍然欠佳。大學畢業後一直待業在家。

精神檢查：來訪者面容憔悴，交談過程中主動述說病情，經常低頭說話，甚少與醫生有眼光對視，雙手平伸時細微顫抖，雙手較涼，手心有汗，情緒低落，但不存在自殺觀念及行為，未引出幻覺、妄想等精神病性症狀，自知力充分。

輔助檢查：腦電圖、頭顱CT、甲狀腺功能等相關身體檢查顯示無異常。

心理評估：（1）艾森克個性測驗：典型內向性格特徵、典型情緒不穩定。（2）九十項症狀清單：強迫狀態、人際關係因數分為重，抑鬱、焦慮因數分為中，逾六項因數分均為輕。（3）心理健康測查表：抑鬱因數分83分，焦慮因數分72分，為23／32（抑鬱／焦慮）模式，提示神經質傾向，具有興奮、緊張、擔心的情緒，對生活缺乏熱情，悲傷、抑鬱、疲乏，人格上是被動依賴，社會適應困難。

處理：（1）心理治療：門診式森田療法；（2）藥物治療：繼續帕羅西汀治療，建議三周內逐漸加量至40mg／天。

三週後複診，症狀有所改善，繼續門診式森田療法，並探索如何克服自卑，提供情緒管理手冊，繼續藥物治療。

再三週後複診，覺得與人接觸已經沒有像一開始那麼緊張了。治療方案同前。

此後定期預約三週一次複診，配合心理治療和藥物治療。

到九月六日複診時，已出去工作了兩週，偶有一些強迫思維。建議繼續按森田療法的理念進行生活，並提供強迫相關資料，藥物治療方案同前。

到二〇一三年三月二十二日複診時表示能堅持工作，強迫思維仍存在，但不影響工作。並已自行停用藥物。安排進行觀呼吸訓練。

此後中斷治療。

二〇一四年四月十七日預約前來就診。儘管已堅持工作兩年，但內心深處依然比較痛苦，來訪者自述如下：

（1）腦子沒法思考，仍然很難進行兩位數的加減。如果是下象棋，會像一隻無頭蒼蠅，因為很難想到幾步之後的情況。在工作上表現為：別人說一句才能跟著做一下。比如，主管拿一個產品過來說：這個跟我們原來的產品對比一下。而我則會愣在那裡，也不去思考他說的是什麼意思，頭腦好像在思考太多的東西，像電腦當機了一樣。別人要說得非常具體我才能反應過來。比如，主管這樣說：這是新款的側蓋，你去三樓某某倉庫跟某某拿一個舊款的側蓋，去品管部叫某某測一下各項資料，測好後還要試裝一下，看能不能裝配，然後要彙報下。這樣講的話我可能也要好幾遍才能記住。

（2）說不出話，即使緊張，沒有特殊的感覺，但仍不知道說什麼，當然我確定不是真的無話可說。

來訪者在交談過程中顯得焦慮，語音低沉，更多表達了自己的「無能感」，表達具體的感受和情緒顯得困難。

心理評估：（1）九十項症狀清單：軀體化、強迫狀態、人際關係、恐懼因數分為中；逾六項因數分為輕。（2）心理健康測查表：軀體化因數分66分，抑鬱因數分67分，焦慮因數分76分，為23／32模式。（3）應付方式：幻想傾向性高。

經過協商，暫時不運用藥物，來訪者說他住在離醫院兩百多公里的地方，一兩週一次來做心理治療很不方便，希望醫生能提供「自我訓練」的方法來自我治療。最後商定：

（1）「正念禪修」練習。從「觀呼吸」訓練開始，每天至少兩次，每次至少十五分鐘，每項內容練習兩週。按順序練習「觀呼吸」、「旁觀軀體感受」、「旁觀念頭」、「旁觀情緒」。告知練習中遇到困難及時複診。

（2）按先後順序每兩週看一部電影：從《神隱少女》開始，然後是《綠野仙蹤》、《愛在心裡口難開》、《野天鵝》。

（3）記錄成長史及夢境。

（4）閱讀與「直心」、「平常心」、「正念」有關的禪學語錄、詩偈、故事每週至少各一份。

二〇一四年六月十七日複診：

兩個月裡堅持正念練習，完成上述四個項目及治療相關電影，並記錄了幾件成長過程中的故事及兩個夢境。

心理評估：（1）九十項症狀自評清單：軀體化因數分為無；逾九項因數分輕。（2）心理健康測查表：軀體化因數分61分，抑鬱因數分62分，焦慮因數分65分，為23／32模式。

對照前兩次評估，各項因數分明顯減輕。

來訪者說他現在腦子不怎麼卡了，思維流暢了許多，在交流過程中也顯得比以前自信。

用心理學知識和禪學智慧結合起來分析了他的成長故事及夢境中的內容，並囑其繼續以「觀呼吸」為基礎進行正念訓練。（下面是其成長與夢的紀錄，【】內是醫生的批註。）

發病前二三事：【學著去珍惜各種偶然】

小學時期：

三、四年級時有一個女同學會主動找我一起讀書，突然一天女同學找了另一個男同學A（和我比較要好）一起玩、讀書，心裡隱約有些失落的感覺。

五六年級時本來有一個男生B和我非常要好，經常一起玩、打乒乓或是寫作業，但也是突然有一天不來找我了，而是去找那個和我要好的男同學A。之後有一天卻又到家裡找我，當時問他怎麼來了，清楚地記得對方說「同學A今天不在家，不然我幹嘛來你這裡」。

經過這兩件事情後，當我看到同學A時就有一種害怕的感覺，覺得他做什麼都是對的，都是有魅力的、吸引人的，並能讓別人愉快。我感覺自己是有在嫉妒，但那時候所接受的教育告訴自己不應該【沒有「應該」與「不應該」，只是當下的感覺！】為此而嫉妒、生別人氣。【看來從小就接納不了「真實的自己」！】

印象較深的第三件事：有一次上學路上經過垃圾堆，被碎玻璃割傷了腳，流了很多血，回到家裡後，爸爸帶我去醫院縫合，並打了破傷風疫苗。回家後爸爸還和我說了破傷風有多可怕，還說老家有個人耕地的時候被犁傷了腳，傷口很深，但很快就癒合了，那人就沒有去看醫生，結果一個星期之後就死了。當時我聽了之後非常害怕，以致於一點擦傷見到血就要求爸爸帶我去打破傷風疫苗，爸爸不同意，我就非常害怕，有時候晚上還會偷偷地計算還有幾天可活，害怕到極點，睡不著，瀕臨崩潰的地步。【現在的小心翼翼或許與那時內化的資訊有關。】

上初中後：

因為我從小是一個很內向的人，上課不太回答問題。小學畢業後，因為受到教育的影響，讓我認為光會讀書是沒有用的，要獨立，要勇於表現，要開朗勇敢，所以我刻意地能說會道，和同學老師打成一片。應該說我做得很成功，老師同學都很喜歡我，完全是他們的開心果。初一第二學期選班長，差不多全票當選。甚至學校的混混也喜歡我（因為我和混混都試著交流），成績也非常好，班級第一，全校也前十名。我的狀態基本上處於亢奮之中。【與內心不一致的「刻意」會讓人痛苦！因為「活在假我」裡！】

【轉變在這個時候也發生了】突然有一天數學老師叫一個同學上臺做題目，同學做不好，老師說他開學考試的數學是全班第一，現在都成什麼樣了。我聽後一下子非常難受，不知道為什麼，這種吊兒郎當的人怎麼會是最好的呢，不敢相信。突然覺得他好厲害，好怕他，他好像有什麼特殊的才華，他其實比我還要厲害……。

但實際上在數學競賽裡我拿了全校第三，而他那時候數學在班裡也是中上吧，成績不怎麼樣，可是我的心裡就開始放不下他，覺得你努力有什麼用，這種吊兒郎當的人曾經也比你厲害。然後看到他就難受，一想到他就什麼事也幹不了，幹什麼都覺得沒有意義。因為是同班同寢室，所以又沒法逃離，看到他又害怕，覺得他做什麼事應該都是很聰明很正確的。腦子裡整天都是他，心態就完全崩潰了。因為看過電視節目的緣故，我就覺得是得了心理患疾，要去看看心理醫生，不然病就不會好。但不知道去哪看，然後開始害怕、討厭、嫉妒那種特別活潑、能說會道、引人注目的同學。【是因為擔心這樣努力、活潑的自己將不被身邊的人所重視了嗎？擔心別人超過自己而自己「失寵」？看來「平常心」是非常重要的！】當這類同學跟別人說話的時候，我就覺得他好厲害，別人都跟他好，而我會很傷心、難受、生氣，覺得自己做的一切都不如人，人家收穫的快樂是最大的快樂，人家什麼都做得比你好，你做得再好也比人家低幾個檔次，好像自己做什麼都沒有意義了。【因為您沒有在做「本來的自己」！】這樣想自己連這些都做不到了，然後又好想討好別人，好想和別人說話，讓別人喜歡我，【但越是希望這樣卻越是做不到】想要表現比「那個人」還要好，但老實說沒有競爭心理，因為我未戰先敗了，很害怕，怕死他了。然後超級敏感，跟我交談的人只要一有停頓，我就想他是不是討厭我了，我說話是不是不好笑。【看來您的「我執」很是厲害！「他」（那個同學）或許就是自己內心中的另一個「我」！是逃離不了的「內心中的恐懼」。做真實的自己更好！】

這樣的狀況隨著班級環境的變化而不斷換人，但也有性別的區別，印象中還沒有對哪個女生產生過這種強烈的感覺——形成一種能說會道就高人一等而讓我害怕的印象。【其實都是「心

魔」在作怪！探索一下您與父親的關係。】

由於我超級敏感，很快就變得說不出話來了，在人多的、氣氛活潑的環境裡就超級不自在。【這就是「目標震顫」！就像學生要參加考試，總想著考高分，而沒去複習，只會是越期望越擔心，結果可想而知。】

期間伴隨著對健康的各種恐懼和焦慮，比如害怕自己會失明、會口吃，想到自己會口吃的時候，好長一段時間都不敢說話，說話的時候忍不住會配合口吃的表現。恐怖電影也不看了，尤其會害怕自己患上各種心理患疾。比如書上或電視裡看到什麼心理患疾，看到強迫症，就覺得自己也有強迫症了，忍不住不斷洗手，忍不住去配合書上說的各種強迫症的表現。比如：電視上看到一個人對數字「5」有強迫概念，吃東西的時候要把東西分成五份；做一件事情要選在5號、15號、25號；電梯要乘到5樓。然後我也就對「5」特別在意。再比如說，有一部講『神醫』的電視劇裡有個人得了怪病，一般治療都解決不了，最後是神醫在他吃的豬肉裡發現了一種寄生蟲才解決了問題，我看後就十分害怕，怕自己也得了類似的病，醫生都解決不了，但我又碰不到「神醫」，於是就會陷入這種害怕之中無法自拔，整天都在想著這件事。【這是精神官能症「生」的慾望和「死」的恐怖。】【自我鬥爭挺傷神的！】

一般來說，要脫離這種狀態，需要想出一個完美的理由來讓我不再擔心這個問題。想到理由的時候，自己馬上又會想一千種理由去反對它，覺得這個理由不夠充分，還是擔心、害怕，「不斷地想理由又不斷地否定它」，直到出現一個自己完全能接受的理由為止。還有種情況是，實在想不到理由，害怕得累了，難受得累了，過段時間會暫時地忘掉。

初中時期成績一落千丈，沒法做作業，一點都記不住英文單字，哪怕背了很多遍也是馬上忘記，數學問題老是理解不了，沒辦法很有邏輯地去思考。

這些事情發生後，我覺得是存在心理問題，所以迫切地要找心理醫生治療，覺得只有心理醫生才能幫助我。找過幾個心理諮詢的，做的一些量表說是抑鬱和焦慮，吃過藥，沒什麼效果。後來，也應該還是在初中時，在一個社區醫生那裡看，開了兩種藥，有一種說是睡眠改善了就可以不用吃了，大概吃了半年左右吧，另一種藥長期吃，記得一直吃到高中畢業，中間可能有斷過一兩年吧，停藥這段時間的事很多都記不住，效果不好，只能說是讓我思想麻痺了一些。大學後就沒怎麼吃了，大學過著一種得過且過的日子，除了和同寢室的室友有點交流，其他同學都讓我害怕，不好意思和他們交流，擔心被說是刻意和人裝熟。

大學畢業後：

不敢去工作，上過兩個月的班，極其痛苦，完全沒有自己的想法，都是別人說一句，我做一句，做了兩個月堅持不下去（雖然如此，但我也隱約覺察到了工作期間對內心的痛苦沒有那麼關注，至少沒有自己去產生一波又一波的痛苦想法，這也是為什麼後來包醫生給我介紹「森田療法」讓我信服的一個原因）。後來又去找了幾次工作都沒有找到，待在家裡，幫父親幹幹活。期間有去上海某公立醫院心理科看過，治療體驗極差，第一次進去看，五分鐘就出來了，開了兩三種藥，吃了半片覺得非常難受（副作用），一天一夜沒睡，我還以為藥物過敏（就沒繼續吃了）。第二個星期過去諮詢的時候那醫生一聽我沒吃藥，馬上把我趕出來了，叫我吃了再說，加起來不超過三句話，印象極差，後來就沒去看了。

後來就是回到原來那個社區醫生那裡，二〇一一年七月開始治療，沒記錯的話應該也是一開始開的兩個藥。

再後來就是台州醫院心理衛生科包醫生這裡，做的心理測驗提示是精神官能症，我覺得關於精神官能症表現的描述比以前的抑鬱和焦慮更符合我的情況【是關注點不同：許多醫生及來訪者比較關注臨床症狀，而我們更關注臨床背後的人格、人性、「存有」等問題！】，接下來就是按照「森田療法」的要求去做，堅持工作。

工作兩個月的時候，我每天起床都會非常生氣，感到非常委屈，想要破口大罵。但有一天突然想到我之所以這麼生氣與委屈，其實是因為不想去上班，而不是起床這件事情是真的讓人這麼委屈的。這麼想後，過了一兩天，我起床就不生氣了。【是啊！這就是背後的問題！】

工作半年左右，讓我非常痛苦的情緒變得少了，只有遇到具體的人或事的時候才會這樣。

工作一年左右，姐姐們叫我去游泳，我正糾結要不要去，突然意識到出去游泳應該是一件很平常的事，至少在她們看來，這事一定很稀鬆平常，她們肯定不會覺得這事有什麼值得緊張不安的，我也應該這樣平常地看待才對，因為這才是本質。

大概再過半年吧，我去隔壁辦公室玩。我突然意識到他們同事之間說話這是很平常的事，

所以我過去和他們說話也是件很平常的事，那我也不必緊張，這種交流是件平常的事情而已。【這就是禪學中的「平常心」的理念！】

雖然進步很大，但我腦子裡一直想的是我今天「病」有沒有好一點，我要控制好情緒，總有一個大的「我有病」這種想法【念頭】籠罩在頭腦裡。【去「我執」並非一日之功！】

在學了「正念」訓練後，我突然意識到前面並沒有什麼黑暗等著我，我唯一需要做的是「安住當下」。【繼續實踐就好！「應該」、「一直」等詞會讓人痛苦，需要避免使用：我們做能夠做的，我們做必須做的，不是做我們應該或應當做的。能「安住當下」就好！祝賀您！】

夢境一：地下室

我為了躲避做早操故意晚到（學校課間要做早操），但不想被發現又想半途加入，所以抄近路過去，就在快到的時候，一輛車擋在了前面。我馬上躲在柱子後面，看到前面有個往下走的地下室，我就往地下室走去，走到地下室二樓，沒法往下走的時候，聽到剛才那車裡的人邊打電話邊走下來了，我被他拉去上一樓。此時夢境進入了另一個空間，這裡又躲著一個同學，他好像扔了什麼垃圾，是他剛吃完東西的垃圾。這時我發現自己手裡也拿著一把瓜子殼想要扔。那開車男子卻教訓我們不能亂扔垃圾，我覺得這個人應該是學校的高層或是管紀律方面的。我這時還拍個馬屁：「大教授教訓的是！」我們倆就被他領著往上走。之後場景似乎置換了，我在廠裡走，一個老員工邊走邊對我義正詞嚴地說著什麼，意思是他知道我是那個辭職，現在又回來的人，辭職是不對的，白培養就走了，但我卻對他狡辯，這時迎面而來一群人，我姐和她同學過來了。我就和我姐她們一起回去。【空間是「內心」、「潛意識」；同學、男的、自己、姐都是自己內心中的成分。內容是內心的各種成分間的爭論！您意識裡的「道德感」太強了！太想「好的」方面了。潛意識會反抗的！】路過剛剛的地下室，然後我身上某個部位受了潰爛的傷，還沒完全好，覺得要到受傷的地方（就是前面的地下室）那裡才能恢復，然後我就走下去了。夢結束。【看來您已經開始在向「潛意識」探險了，這是走向康復的標誌！只要向內心深處走去，就可得到整合！繼續「內觀」／「正念」練習，放下強大的意識控制，沒有絕對的好與壞！】

夢境二：死亡遊戲

先有另一段夢境，不太記得了，但跟下面這段夢境有關。

我和兩個旅伴，在河邊的淺灘中間看到一群人在燒烤。一個人在示範烤魚肉，突然一陣歡呼，原來一個人騎一輛摩托車帶著一隻狗，狗後面拖著一條非常大的魚，這魚體型扁寬，顏色呈銀灰色，有一種神奇神聖的感覺。大家正在歡呼怎麼吃掉它。突然大家都跑了，很緊張，好像發生了什麼大事，我也跟著趕緊跑，我拿起背包，再拿了水壺，一共三樣東西，動作太慢，變成最後一個走的人。逃跑這一段記不清，最後是來到了一個旅店。旅店裡一個人對我說，最多活不過十點（又似乎是三點）。這時候有人跟我解釋是怎麼回事：這是一場死亡遊戲，吃了魚的人就從吃下魚的那刻開始跑，沒有吃魚的有一整天時間跑，因為之前有夢到過這個遊戲，所以馬上明白了。

在等遊戲開始的時候，我變成了一隻羊，然後我看到好幾隻羊在頂著一堆草砌成的牆在跑，我知道遊戲快開始了，馬上過去也開始跑。遊戲開始後，我們是在一個跑道型的場地，但很大。中間是山谷、河流，外面是山，這個遊戲有一個像死神一樣的人拿著刀來砍你，只要它盯上你了，就會飄過來追你一刀斃命。因為人是變成動物在跑，它是飄著過來，很快就會追上，一刀就砍死了。

然後我看見一條鱷魚，它往那個死神的位置靠近。我知道這條鱷魚才是我的命，所以我要它快點遠離死神，跑到跑道的另一端，另一端兩邊也都有一個砍人的，但他們和追殺人的死神的不一樣，他們不會來追你，只有經過它這裡的時候會砍你，也是一刀斃命。但路很小，很容易被砍到。我靠近的時候就往中間跳，感覺像飛一樣。遊戲不知怎麼地就結束了，然後我好像在建議這遊戲死亡率應該設定在百分之五十左右，現在這場好像太高了，起碼百分之七十到八十了，太高就沒意思了……夢結束。【這就是內心的「心理衝突」，其實「潛意識」中的一個「我」是喜歡冒險的，只是「意識」太強大，無法讓其按自己的本性行事。生命本身就是一場冒險的旅程，繼續保持「平常心」、「直心」去生活吧！繼續正念練習，減少用「腦」想，多用「心」去感受和體驗生活，帶著內心「恐懼的小孩繼續前進」！】

二、小結

該來訪者是一例典型的精神官能症患者，藥物治療對緩解臨床症狀略有幫助，但解決不了「心理衝突」。以「順其自然」和「忍受痛苦、為所當為」為核心的森田療法對他也有幫助。但由於這一療法對內在「情緒」和「思維」不重視，因此來訪者「頭腦卡住」、「沒感覺」等深層次問題依然存在，導致其總感覺到對「存在」的體驗不滿意。

在經過以「正念訓練」為核心的「禪療」之後，來訪者整體狀況從內到外都發生了改變。為了促進來訪者對禪學智慧的領悟，作者在臨床治療過程中經常融入其它方法。在本案例中就融入了「觀影療法」：觀看《神隱少女》主要是讓他學會像「千尋與無臉男相處」的方式去與「自己的強迫念頭相處」，增強「旁觀念頭」訓練的效果；觀看《綠野仙蹤》主要是增強其對禪學中「佛性」／「真我」的理解，使他明白：心、腦、勇氣其實一直在自己身上，只是被忽略或封閉了而已；觀看《愛在心裡口難開》主要是增強其對禪學中「苦諦」的理解，讓他從旁觀者的角度來看一下強迫症和性取向障礙者的人生以及如何去擺脫；觀看《野天鵝》主要是增強其對禪學中的「直心」和「平常心」的理解，讓他瞭解「不是所有事情都可以透過努力去解決的」，許多時候主動放棄「意識中的努力」，去傾聽「潛意識中的聲音」顯得更為有意義。分析夢的目的也是如此。

總之，把禪學技術與日常生活中的禪學智慧結合，對促進心理患疾的康復非常有益。

容易緊張的朱女士

一、臨床特點和治療經過

朱某，女，三十四歲，已婚，育有一女，初中教育程度。

一年前（二〇一五年五月十三日）因緊張、害怕而於三個月前往就診。三個月前因考慮「家裡要不要蓋新房子的問題」而出現緊張、害怕，伴入睡困難、睡眠淺、多夢。不時莫名奇妙地「胡思亂想」、擔心，尤其是會經常想到與「生病」、「死亡」有關的事情。比如，看到墳墓就害怕；不敢坐電梯和汽車，經常一上車就出現頭痛、心慌、窒息感；擔心睡不好而提前衰老；為女兒和丈夫身體狀況欠佳而擔憂；父親曾患「抑鬱症」，害怕自己也會像他一樣；看到或聽到周圍有人去世就會出現身體不適和緊張。記憶力下降，自家開店賣鞋子，不時會把錢弄錯。偶有腹部不適。否認持續的情緒低落。食慾一般，體重無明顯增減。月經尚規則。

一年前在診所看到別人打針時暈倒，此後看醫生時不自主地緊張，害怕抽血、打針。兩天前在打針時出現緊張不安和胸悶。

家庭關係尚可，丈夫守本分，沒有不良愛好，但比較嚴肅（跟小時候父親很像），經常板著臉，讓她覺得心裡有些不舒服；婆婆、小姑對她也還不錯，但當她們來家裡卻不住宿時，讓她有些不高興，當她們說話語氣重些時就會難受；嫂子也讓她有些「怕」。

有兩個姐姐，父母為了生男孩逃到外地生，結果生的還是女孩，他們很是失望。小時候父親對她較嚴厲，覺得她是多餘的。初中畢業後到南京姑姑家學做生意，表姐對她較凶。

精神檢查：交談過程中神情緊張，不時皺眉，語速中等，反覆表達自己目前遇到的困難，擔心得「大病」，存在強迫性思維，未見幻覺、妄想等精神病性症狀，自知力充分。

軀體檢查：腦電圖（－）；甲狀腺功能（－）；血常規＋生化篩查（－）。

心理評估：（1）九十項症狀清單：強迫、焦慮、恐怖、其它項目（睡眠、胃口相關方面）因數分為中，軀體化、人際關係、抑鬱、偏執、精神病性因數分為輕，敵對因數分為無。（2）心理健康測查表：焦慮因數分72分，疑心因數分63分，興奮狀態因數分62分，為35／53模式，提示敏感多疑、糾纏，臨床指向疑病性人格。

治療：（1）認知行為治療；（2）漸進性肌肉放鬆訓練；（3）運動。

兩週後（五月二十七日）複診：每天堅持放鬆訓練兩次，每次十五至二十分鐘，睡眠、胃口有改善，對身體擔心沒之前那麼多。能自己去接送小孩。繼續認知行為治療。

三週後（六月十六日）複診：在店裡工作還算順利，有時空閒下來會「想很多」，比如，和店員關係處理的問題、外出是否會發生意外，常常發呆，別人對她打招呼時會覺得不好意思。今日來醫院坐公車上出現過「頭暈、很難受」，聯想到了打針暈倒的事情，但自己是透過看車窗外或者玩手機這樣轉移注意力的方式緩解的，認為確實有效。

繼續予認知行為治療；予正念禪修中的「觀念頭」訓練，每次至少十五分鐘，每天至少練習兩次；運動（跳繩）。

三週後（七月八日）複診：透過堅持練習，感覺好轉十分之六。只要不受到刺激就基本沒事。如果聽到不好的消息仍會出現害怕，有一次聽到店裡員工說自己的鄰居「心臟病發作，差點丟了性命」，心裡擔憂了好幾天，怕自己突然有一天也會遭遇不測。後來就去當地醫院做了心臟相關檢查，結果顯示沒有異常，醫生告知可能是心理作用。睡眠時好時壞，但已沒那麼擔心，白天不會感到很疲勞。

來訪者覺得自己未來可以應對大腦裡的擔憂及睡眠情況，而且一次就診需要趕一百五十公里的路，自己店裡生意又太忙難以抽出時間，決定暫停治療。

在中斷治療七個月後，於二〇一六年三月二日第四次前來就診。現在主要是因為存在「不自覺地恐懼」，用轉移注意力的方法有時有效有時無效；睡眠仍時好時壞；「容易生氣」，「沒什麼主見，在乎別人的看法」。

心理評估：（1）應付方式：求助、幻想傾向性高。（2）明尼蘇達多相人格測驗：謊分偏高，精神衰弱因數分最突出（70.75分），疑病因子分為66.41分，抑鬱因數分為67.07分，癔症因數分為61.16分。為27／72模式，可能存在以下特點或傾向：常有模模糊糊的體訴，如，疲勞，精神不振，厭食，心區疼痛，失眠等；這類個體性格溫順，被動依賴，猶豫不決，易焦慮，緊張，神經過敏，過於拘謹，過分擔憂；常感到難以適應，不安全，自卑；有強烈的成就感和成就認同感，同時又有自責自罪傾向；自我要求高，情感體驗深刻，一旦未能達到預期目標即產生自罪感和自我懲罰；遇到壓力過分依賴，需要得到別人的關懷和幫助。

治療方案：經協商，來訪者決定這次完成「禪療」的全過程。具體專案如下：

（1）解釋「禪療」中的「接納」、「停頓」、「專注」等原則和技術要點；

（2）「觀呼吸」訓練，每天至少兩次，每次至少十五分鐘；

（3）觀看電影《神隱少女》；

（4）參照《與自己和解：包祖曉醫師教你換位思考，重新擁抱自己，找回身心靈的平靜與健康》一書，練習「正念走路」和「日常生活禪修」；

（5）閱讀《與自己和解：包祖曉醫師教你換位思考，重新擁抱自己，找回身心靈的平靜與健康》中的禪學格言、詩偈和故事至少各一篇；

（6）記錄日記、成長史和夢。

兩週後（二〇一六年三月十六日）第五次就診。症狀有改善，已走上「正念之路」，「看著丈夫臉色不好時會換位思考」，對千尋「帶著恐懼做該做的事」印象很深。下面是其三月十二日的體驗：

好久沒有心慌了，半夜居然醒來心慌，沒大礙，斷斷續續睡到早上六點，和老公聊了一會兒天，起來做內觀呼吸，做了五十分鐘，感覺很好。【「症狀」有時就像「調皮的孩子」，不

時會出來「搗蛋的」，去擁抱他！】

處理：（1）「旁觀身體感受」訓練；（2）探討「順其自然」和「為所當為」理念；（3）參照《與自己和解：包祖曉醫師教你換位思考，重新擁抱自己，找回身心靈的平靜與健康》一書，練習「正念進食」和「日常生活禪修」；（4）觀看電影《生之慾》；（5）閱讀《與自己和解：包祖曉醫師教你換位思考，重新擁抱自己，找回身心靈的平靜與健康》中的禪學格言、詩偈和故事至少各一篇。

兩週後（三月三十日）第六次就診。症狀繼續改善；頭腦中會出現「令人痛苦」的感受，但已能「自然地接受」；明白《生之慾》中的「用意義去戰勝死亡恐懼」；

處理：（1）探討禪學中的「去『我執』」、「放下」、「當下」等理念；（2）訓練「聲音與思維的正念」；（3）閱讀《與自己和解：包祖曉醫師教你換位思考，重新擁抱自己，找回身心靈的平靜與健康》中的禪學格言、詩偈和故事至少各一篇；（4）逐漸對害怕的對象進行減敏；（5）觀看電影《綠野仙蹤》。

兩週後（四月十三日）第七次就診。就診當天在回家的路上看到公墓時停下了車，在墓旁做「觀呼吸」和「觀軀體感受」練習，開始時有些恐懼，後來恐懼感慢慢消失；運用同樣的方法，在車上、電梯裡都如此實踐，「非常有效」；對丈夫、婆婆、小姑、嫂子已「沒那麼害怕了」，覺得自己對丈夫的害怕與小時候父親留下的「心理印象」有關，對婆婆、小姑、嫂子的害怕與二十歲前表姐留下的「心理印象」有關；看完《綠野仙蹤》之後，體驗到了「家」的意義（包括現實之家及心靈之家）。此後恐懼感明顯減少，生活已變得自然了許多；坐車有時仍然會頭痛難忍。

處理：（1）探討禪學中的「直心」、「平常心」、「旁觀」等理念，告訴其減少用「腦」思考而增加用「心」體驗的重要性；（2）「觀情緒」訓練；（3）觀看電影《黑天鵝》；（4）閱讀《與自己和解：包祖曉醫師教你換位思考，重新擁抱自己，找回身心靈的平靜與健康》中的禪學格言、詩偈和故事至少各一篇。

兩週後（四月二十七日）第八次就診。體驗能力已逐漸增強了，要生氣時能觀察到身體和心理的一些感受；把「直心」和「平常心」與《黑天鵝》聯繫了起來。下面是其日記裡的內容：

回家路上，我對老公說，醫生說我可以去演一個「黑天鵝」。「白天鵝」太好演了，越在乎自己的「好」，「壞」的就會被壓抑得越深。但是這「好」與「壞」都是自己，也就是，黑白天鵝都是自己，人這一輩子不可能永遠是「白天鵝」，「黑天鵝」也需要過來客串，那才有意思。【這是人的兩股力量，如果得到整合，人格就會更加完整。】

回想起醫生說的話：「念頭」出現歸出現，不要跟著「念頭」到處亂跑就可以了。這下明白了，我是跟著「念頭」跑，在腦子裡轉來轉去，整天活在「念頭」裡。【正所謂：不怕念起，只怕覺遲；念起即覺，覺之即消。】

回到店裡，有人問我去哪裡了，我拿出今天買的擦手藥膏，那問的人說「你去醫院了」，我笑著說「是啊」，那個人也就沒二話了。【這有點「直心」、「平常心」的意思了，敢說「我

去看心理醫生了」嗎？】

處理：（1）探討「瘋一回」、「放浪形骸」問題；（2）「探索困難」冥想；（3）觀看電影《凡夫俗女》；（4）閱讀《與自己和解：包祖曉醫師教你換位思考，重新擁抱自己，找回身心靈的平靜與健康》中的禪學格言、詩偈和故事至少各一篇。

兩週後（五月十一日）第九次就診。說自己已在接受「死亡教育」：睡不著時就兩眼盯著天花板；在行駛的車裡能把自己「徹底放倒」，靜靜地在座位上做「正念」練習，頭痛明顯改善了；坐了兩次摩天輪。對《凡夫俗女》中的追求「自我」比較贊同，覺得以前關於「女人結婚後就是做輔助工作」的認識有問題，現在對自己店裡的工作變得比以前積極主動。下面是她日記裡的內容：

今天探索了「念頭」。恐懼念頭出現，我就用「心」跟著去，去看看這個「房間」到底有什麼。「念頭」就是一張死人照片和死人兒子穿著白衣服在拜，我就用心進去，跟著「念頭」再進入裡面房間，黑壓壓一片，沒有什麼，我就停在那裡。以前不敢想下去，今晚我試著探索自己內心的「念頭」到底有多恐懼。結果是「也沒什麼」！【您這「探索困難」做得很好，有些類似「意象療法」了，穿越了的確「沒有什麼」！值得祝賀！】

今天早上一路在車上，緊張感比以前要少得多了。我坐在座位上一直看著前方，本來看前方很容易出現「恐慌的念頭」，但這次我特地這樣看著，很快就到了醫院。回到家已是下午，

感覺頭有點脹，但也能接受，不那麼熬不住，繼續做著生意。【這就夠了！】

處理：（1）運用「空椅子技術」與內心「父親意象」和「表姐意象」和解；（2）「寬恕冥想」訓練；（3）觀看電影《愛麗絲夢遊仙境》。

兩週後（五月二十五日）第十次就診。情緒穩定，自感「越來越好」，恐懼念頭有時會出現，但已不會干擾工作和生活；睡眠問題完全解決，有時坐著都能睡了！認識到「女人也不能把自己困在『家裡』，得有自己的追求和夢想」。

心理評估：（1）九十項症狀清單：軀體化、恐怖因數分為輕，其它因數分為無。（2）心理健康測查表：沒有一個因數分偏高。

處理：（1）「慈悲冥想」訓練；（2）以「觀呼吸」為核心，繼續正念訓練。

下面是治療期間的夢境，按先後順序記錄。

夢一：昨晚具體夢見什麼忘了，吃了什麼東西，原來是鳥糞，忽然覺得好噁心，夢就醒了。【每個人內心都存在「髒的」部分，承認它和接納它吧。】

夢二：夢見送葬隊要來了，一群人穿著白衣服。我趕緊逃到一個沒蓋好的房子裡，和小姑的女兒一起，從窗戶也能看到送葬隊，我不想看，好像驚醒了。【「不敢向內心深處探險」？這就是恐懼的原因！】

夢三：我和媽媽在家，剛蓋的房子，門口掛的「喬遷之喜」的紅布聽說是不能掛，有人來檢查就要拿掉，別人家都拿下了，我也跟著拿下了。放哪裡好呢？我和我媽媽決定爬樓梯逃跑，房子樓梯沒造好，只有竹梯。爬啊爬，感覺要掉下來了，我媽媽爬上去。【想逃，心靈深處的東西是逃不掉的！】危險，檢查的人已經跑到我房子裡了，我決定還是不逃了，下樓去招待他們，做了飯吃，夢醒了。【置之死地而後生。「恐懼的小孩」在冒險旅行了，挺好的！馬上與「潛意識」中的「陰影」「和解」了，祝賀！】

夢四：夢裡有人把我買來一千多元的紅衣服穿走了，叫他拿回來。夢醒，記憶中糊塗。【「內心小孩」非常怕「被遺棄」和「喪失」。】

夢五：夢見在拜佛，我說「我有話想說」，阿婆說「你不用說了，難道你想解開？」說完，我再望了佛一眼，佛像旁擺著兩三張遺照，戴著黑布。我走出去了，走到一個地方，碰見一個送葬隊，他們穿著白的衣服，還有頭上也戴著白布。我趕緊逃到一個房間，一進去，又碰到一個送葬隊，還有棺材。我看到了，也走過去了，告訴自己，再出去，就沒有了。夢醒了，夢很清晰，醒了後還回憶了這夢好久。【已在向內心深處大膽地旅行、探險了！祝賀！穿越「黑暗」的確什麼也沒有！】

夢六：和小時候的玩伴一起，坐在那裡等車，玩伴說坐飛機，我說我不敢坐飛機，坐車可以。忽然眼前就出現一架飛機，停在旁邊。玩伴告訴我，很快，半個小時就到了。我們好像又是坐在車上，車裡好多人跟我講「沒事的，坐飛機，很快的」。夢驚醒了。早上起床，胸口有點點堵住。或許還有事情沒有去體驗，我想一定是要單獨去坐公車。是不是夢裡已經告訴我坐車一定可以，是我不敢去面對！【害怕飛機，是害怕速度？是死亡恐懼？】

夢七：片段一：和初中同學在操場上，我拿著一個老手機正要發訊息。一個調皮的男同學過來，說「這手機好差」，笑我。我的手機頓時就壞了，看前面站著一群同學，我問她們，誰有手機借一下，一個女同學（家庭條件很好的）拿出最新款的智慧機給我，我叫她發，她說不發訊息。夢醒了，模糊的記憶。【外在的總不那麼靠得住，做真實的自己吧！】片段二：現在的房子。在後邊的一個房間，婆婆洗好衣服要晒，我和她打開窗，把竹竿放好，外面繩子有幾根，我把竹竿放進去。等會兒掛好衣服，怎麼我打開窗一看後門外，居然是大海，很清爽，我看到我家的房子，怎麼磚頭有點裂縫，好像要倒掉。夢就醒了。片段三：也是關於房子，不太記得，夢中有句話說「你原來就這樣子」。

【房子的意思是「心房」，只要打開就好，接納其本來的樣子就好！】

夢八：走在路上，忽然看到一個女的，有點害怕。我對自己說「我看見了，我看見了」。（場景轉移）夢見小學同學，我對她說「我們以前是同學」。她說她看見了，我問「看見什麼」，她說「好像一座『墳』」。我驚醒了，醒來心慌一陣。【看到了內心深處就好！】

夢九：夢見初中讀書時代，和正班長坐同桌，她在桌子上寫詩，忽然來了三個男的，問接下來該寫什麼，她說忘了，男的就罵她：「記不得還寫什麼詩」，她不敢回答。我就回答那男的，說什麼忘了，那男的就被我說走了。接著我問班長，你怎麼不把詩寫下去，她說不敢。接著，在一個老房子裡，上次去找了很久，沒找到，不知還在不在，老房子黑壓壓的，我說找一下。我們坐在座位上，來了一隊送葬隊，六、七口棺材，蓋著白布，班長不敢看，我說我敢看，

我就故意看了一下，還用頭頸碰了一下，夢醒了。沒有恐懼、心慌。【這就是您快好的表現，因為您已在向內心深處旅行了。】

夢十：在自己娘家老房子門口，我怎麼睡在門口，還蓋著被子，是爺爺的門口，沒有門。我看了一下房間，心裡想：裡面肯定掛著爺爺奶奶的照片。我看了，裡面沒燈，黑壓壓的。好像隱約看到一張照片，夢裡模糊。接著夢見老爸，他跟我要發生關係，我害怕，心裡想，我要帶他去看醫生，就不會這樣了。（這個夢讓我想到「黑天鵝」，就像主角接受了同性戀，就慢慢好起來了。就像我夢裡接受「老爸」，其實這個「老爸」也就是自己。這樣就不會再有這種「想法」了。真是一個荒唐的夢。）【不荒唐，「老爸」是自己「潛意識」中的「另一個自己」。】

夢十一：彷彿和「死一回」一樣，我心裡想著「瘋一回」，睡著睡著人就好像飄了一下，夢很快就醒了。（是我真的「瘋一回」了嗎？）【您覺得呢？】

夢十二：片段一：夢見和老爸坐在一起聊天。我發自內心地告訴他，老爸有救了，會好的，他不相信。我對他說，我也和你一樣的心理，我頭痛、心慌這些種種症狀，迷信是沒有用的，我帶你去醫院看。老爸有點笑了。【與自己「和解」了！】片段二：夢見大姐，有一個房間打掃得很乾淨，門窗全部掛著蚊帳，房間裡連個蚊子也沒有。夢已經記不太清了。【「和解」之後，當然乾淨了！】

夢十三：就診前最後一夢：夢見嫂子騎車，我有點開心地告訴她，以前我真的是心理作用，現在好多了。這一年我每天都在心慌中生活。嫂子聽了沒說什麼。【是的，是「沒什麼」，潛

意識裡的另一個自己也知道了，並原諒了自己的「對抗」。】

下面是其成長史的記錄。

我的小時候

我有兩個姐姐，父母當初為了生男孩，逃到外地生的我，不料還是女的，爸爸就說就回家養大算了，不生了。六歲回到老家，媽媽最疼我，我看到爸爸心裡面總是害怕，因為想起老爸喜歡賭，媽媽去叫他回家，回來爸爸媽媽就吵架、打架。小時候對爸爸的印象就是很凶，有時很調皮。小時候的我，家裡開小店，會有好多小朋友來找我玩，我就帶他們玩。有男孩有女孩，他們都聽我的話，去山上扮家家酒，還有唱戲，在河裡撈螺絲，還有去小溪和許多小孩子一起游泳。我好像就是個孩子王，我去幹什麼，他們就跟著幹什麼，一起學下象棋、跳橡皮繩。記得九歲、十歲，好像讀三年級，我也不知被什麼嚇到，躺在一張床上。我就一個人整天叫媽媽，因為家裡是開小店的，媽媽看店，所以有時候回答我，有時不回答。我就想到了床下會有什麼東西，整天懷疑，直到後來喊媽媽喊得累了，我就哭，哭累了，就繼續躺著休息一會。直到雙腳不能下地，媽媽叫了本村的一個醫生看，後來去了城裡醫院看，醫生說是需要住院，住了四十九天。以前聽媽媽有提過，說當時可能是有什麼炎症，具體記不清，只知道打了很多激素。我記得自己是怎麼住院的：一開始我是打青黴素，一天跑醫院一次。有一天，護士告訴我媽，如果打下去難受叫一下。剛打了一會兒，心裡就想著護士說的話，我好像開始難受，我就告訴我媽，就這樣住院了。在住院打點滴中，我看了自己的手瘦了很多，心裡不禁很傷心。我知道家裡窮，沒錢治病，都是借來的。我心裡想，哪有那麼多錢治病，所以想著想著就傷心起來。那時候家裡已有欠錢，爸爸又愛賭、不幹活。媽媽一個人賺錢，有時候開學了，去買文具用品，都會擔心沒錢，跟爸爸要學費，總說沒有。【現在對丈夫有些依賴，不斷出現症狀，會是「怕他像自己的父親一樣，使自己再失去安全感，沒有依靠嗎」？】

也是差不多那兩年，我每天起床，第一件事，就是哭。我告訴媽媽我要新衣服，我怎麼每次穿姐姐們的舊衣服，大概哭一個月左右。媽媽她們就笑我，我那時也不懂。【所以現在就在乎「外界」？】

小時候，我們那時候條件較差，上廁所是在外面的，忽然來了一個傻子嚇我。我當時一個人，叫了起來，爸爸過來說了他，另外一個人更是凶他，那個傻子就跑走了。【就這樣，慢慢地，「安全感」少了。】

初中時代

我的性格內向，不愛和陌生人多說話，看到有親戚來到我家就躲到前門。和幾個說得來的同學會說說話，和同桌經常為小事生悶氣。記得有一次，同桌和別人坐一起，我就生氣，我和另外一個不是同學，就玩得很好，是因為在氣同桌不和我坐一起。【「心靈」中還有一個「怕受傷」的孩子？】

學業結束後

十七歲初中畢業，我和一個同伴一起去南京學做生意，在姨媽的二女兒家幫忙賣童鞋。我一開始什麼都不會，鄉下人進城跟個傻瓜一樣，坐公車還從後門上車。在表姐家，這表姐的脾氣就是喜歡說別人哪裡哪裡不好，總是挑刺，一天要說我們好幾回，【所以平時聽到其他人說「不好」的時候，心裡馬上會「觸動」一下？】不過現在我已記不得她說了我什麼。記得當時同伴也不習慣，看不慣表姐整天說我們哪裡不對，於是我倆就約好，一起回家。姨媽和姨夫好像不太開心地把我們倆送到家中。姨媽對我媽說，「她同伴家裡條件還算可以，你們家不好，我是在照顧你們，帶她出去見識見識，以後做生意，找貨也好找一些。」我媽聽進去了，整天在我耳邊說、嘮叨。我後來又硬著頭皮去了南京。就這樣，日子過得還好，開始自己進貨。表姐什麼都不管，店裡新貨一律由我來管，晚上賣的錢交給她就可以了，有時候布店忙，也偶爾會去幫忙，過得很充實。店裡一個阿姨小工教會了我很多東西。在表姐家待了整整六年，後來因為大姐要生了，而她在無錫的鞋店沒人管，需要我到她店裡幫忙，我就去了。表姐和大姐有電話聯繫，說是表姐捨不得我走，就說再開個煙店，叫我去看店，但後來在大姐那裡似乎得知是因為我在南京待得煩了，而且年齡也不小了。在來到無錫後，一個人看店，和周圍的人相處得很好，因為是新開的店，也沒什麼生意，就和別人下下棋，聊聊天。過了一個月，大姐生了，和姐夫一起來到了無錫。姐夫聽別人說，我曾帶男的來住宿，和他們玩得很好。我發現自己被冤枉了，就大發脾氣，我確實沒有，二姐勸我也沒用，我就哭，心情不好，脾氣很大，這樣的情況從來沒有過。【所以很在乎別人的評價，但又不敢表現「真實」的自己？】就在那一年（二十三歲），回到老家，沒有工作，就在家左思右想，去幹什麼好呢？同學陪我去找工作，找到一家運動品牌。第一天去，老闆說不能坐，要是能站三天的話就留下來工作。我很遵守，一天站下來我的雙腳是真的麻得不行了，腳底也疼。本來不想再繼續下去，第二天又去了，第三天也堅持下來了，我被錄用，於是我就很認真地在那工作。那裡的同事一開始都很怪，我就對她們很和氣，自然而然我認識了幾個同事，吃飯一起，逛街也一起，包括工作方面也是，我們4個同事都相處得挺好的，就有一個店長不怎麼樣。不知不覺老闆開了分店，要我當另外一個店的店長，我拒絕了。因為有的同事來的比我早，我怕這樣不好，還是領班比較好。【不敢做自己？還是怕別人因自己的獨立、能力強而不跟自己「好」了？】就這樣，在這店裡，同事們喜歡開開玩笑。我有時做生意挺搞笑，記得有一位個子一米五左右的男子進店來問有沒有背心賣，我就介紹一件女的背心給他，叫他試試。穿上身，叫他去照照鏡子合不合適。因為他個子不高，男款沒有他的尺碼，他穿上女款的還很合身，但他一照鏡子，我就感覺好搞笑。於是我越看越想笑，忍不住跑到店裡的倉庫，跪下來笑了起來。【這就是就診時問您「放浪形駭」、「瘋過嗎」的內容，在任何人的內心，都會有一個調皮的「孩子」，「他」喜歡「冒險和搗蛋」！】三年時間很快，店裡同事一個個都到了談婚論嫁的時候了。有個要好的同事，訂婚後就跟男方到外地去了，我當時心底有點傷心。一天天過去，也就沒那麼想她了。二十四歲那年，嫂子給我介紹對象，我去相親，我以前心裡就想著對方個子要一米八，要當過兵，就可以了。而相親的對象當時條件也還不錯，家裡賣魚，我們就訂婚了。後來因為他的原因，我們十天後就退婚了，我一點也不後悔。其實那時候在訂婚前半年我就已經認識了一個男人（現在的老公）。【真的對於退婚一點也不後悔？探索一下！】我們性格相仿，內向，一米八的個子，不調皮，不抽煙，不賭博。我感覺和他合得來，退婚後我們又聯繫上了，當時家裡反對，爸爸希望我們三姐妹中最小的我留家中招女婿，我的心裡確定，父母不和氣，經常吵，爸爸賭博，我不喜歡這樣的家庭，我要嫁出去，不喜歡和父母在一起。【夢中的「房子」與這個「家」有關嗎？】【現在的症狀或許就在提醒您去做「真實的」自己，症狀或許是對「不做真實的自己」的一種反抗！】

我結婚之後

二十六歲時生了女兒，現在三十四歲，女兒開始上一年級了。女兒出生三個半月時有咳嗽，體質不好，當女兒住院吸痰，因為那麼小，所以我很心疼。到現在有兩次這樣的情況，我哭過，也和老公鬧過脾氣，還和婆婆生悶氣。因為女兒經常咳嗽，所以不會給她吃牛奶、水果。嫂子為此也經常說我，我也生悶氣。發現自己有時候會為小事情就和老公發脾氣，特別會生悶氣，老公通常會哄我，有一次沒哄我，我就一個人躲在廁所，希望他能來找我。可是他沒來，我想到女兒就去房間，看著老公和女兒睡著了，我一晚上都在生悶氣。等第二天醒來，還是有點氣。【現在對丈夫的依賴及身體方面出現的症狀，或許都與「內心小孩」「渴望」得到關愛有關吧？】

時間好快，一年年過去，日子一年又比一年好。欠的債也漸漸還清了，存了點小錢。村裡要蓋房子，想蓋又不想蓋。現在住兩間三層樓，也夠了，只是靠著山，老公就想著跟著村裡蓋吧。因為公公去世後，我們也希望有能力就蓋到外面去。想蓋新房，我心裡又擔心著，害怕要欠債。這樣的日子剛剛熬過來了，不想回到以前欠債的日子。猶豫、糾纏，這樣持續一個月多。有一天去上班，聽說一個賣手機的女子在睡覺中死掉了，周圍的人議論紛紛，有人說是睡不著引起的，很有錢但怎麼都不去看診。當天晚上，因蓋房子家裡來了好多村幹部，我也跟著老公在樓下談論著蓋與不蓋，聽村裡書記說，村裡為了我們家，不需要給錢，總之講了很多。晚上，半夜上廁所後，忽然醒著睡不著，就冒出「念頭」，會不會跟賣手機女的一樣會睡死了，幾個晚上反覆這樣，然後再懷疑跟爸爸一樣得抑鬱症，又懷疑和表嫂一樣「抑鬱症」而跳河死了。就這樣，白天思想不集中，晚上睡不著，容易驚醒，還抓了中藥吃。第一二天晚上可以，鄰居說，吃中藥也沒有用，信了鄰居的話就越來越煩，心慌、頭痛、害怕、焦慮……【看來這心魔還很厲害的！】有一次，姐姐在醫院查出乳腺「癌」的症狀，要進一步檢查，要開刀後才知道是否良惡性。我那天很急，怎麼辦，我就先幫姐姐辦好了住院手續，轉天要開刀，我姐姐卻說先回家踏鞋幫（做鞋子一道工序），還有一點沒做完。我真佩服姐姐的心態，萬一查出來是不好的怎麼辦？第二天，坐在手術室門口，等了好幾個小時，最終結果是良性的也就放心了，幾天後出院。

沒過幾個月，因為月經快來了，乳房也有腫塊，我就懷疑自己是否長了什麼東西。我去醫院做了B超，醫生問我幾歲，我說三十，他說，這個年齡應該不會有什麼的，結果B超查出來一切正常，就放心回家了。從此不再懷疑。【但疑病、恐懼的「種子」落下來了。】

一次我半夜拉肚子，從來沒那麼痛過，臉也青了，全身沒力氣，都出汗。我告訴老公，老公想趕緊送我去醫院。但是我之前因為打針有過焦慮、心慌，我就對老公說，一會拉完就會沒事了。吃了藥，躺在床上睡了一覺。第二天去賣鞋，沒事了，一天就過去了。

有一個晚上，在我們村裡有賣皮膚藥，做廣告的。我和女兒在看，看完回到家。洗澡時發現自己身上起了一堆紅疹。沒在乎，睡到天亮醒來，換衣服時發現自己身上好多紅疹，去醫院查出來是蕁麻疹，說要打針，吊了幾天點滴也沒好。在第三天時，我正在打點滴，旁邊有個也在打點滴的女子她說好難受，沒想到我等一會兒也跟著慌起來。我好害怕一個人待著，趕緊叫醫生幫我拿掉。醫生說怎麼了，我說好像心理作用很難受，當時真不知道是啥情況，就趕緊打給媽媽，叫媽媽過來。媽媽來了，心裡稍微好些，打完針後就回家了。【大腦裡的「警報器」響了，但這是假警報。】

我懷女兒那年，四個月時查出有高風險，醫生建議去抽羊水。我擔心怎麼辦？問了好多人，也有這類情況，有的去檢查了，有的沒有去。我每天擔心，最後想想算了還是不去，就算不好我也要生下來照顧這孩子。好在女兒到現在也沒什麼大問題。

【「冰凍三尺，非一日之寒」，這些就是您現在恐懼的「潛意識」原因，所以治療也必須得逐漸向「潛意識」去探索，帶著「內心恐懼的小孩」冒險旅行！】

再次回到小時候

十幾歲那年，村上沒電，村裡有個小孩來我家玩。我們在鄰居家門口玩，我不小心推倒了鄰居小孩，剛好推到玻璃上，劃了很深一道口子，流出好多血。我慌了，趕緊拿來 OK 蹦，叫她不要告訴父母，就說是自己不小心。我把她背到她家，放她家裡就走了。【還挺「機智」的呢！】

半個小時後，我爸爸知道了這個事情，馬上打了我一個耳光。爸爸一直以來表面看上去很凶，但卻是第一次打我。我哭得很傷心，躺在床上，點著蠟燭。媽媽也在，還有一個阿姨都在幫我說話，叫爸爸不要打了，不要罵了，「看小孩嚇成這樣了，下次這種事情要告訴父母的」，我說知道了。【夢中的「怕血」與此有關嗎？跟爸爸的行為有關嗎？】

記得有一次（小時候），我因為膽小，碰到有人吵架，心跳就加快，可能是小時候我發現父母吵架太多的原因。結婚前我去醫院檢查是否有心臟病，然後查了心電圖，一切正常。我告訴醫生「我怎麼看到吵架就心跳加快」，醫生說「心跳有感覺說明你的心臟是好的」。可能是我想多了吧。【也是內化的結果，怕自己的狀態回到童年時候？】

一次和老公吵架生氣後，我乘坐他哥哥的車子，婆婆也在，他們說去姑姑家，我說我不去，待會叫老公去，他們就說「以後姑姑小孩坐月子都是你的事，還叫你老公啊」，我沒回話，心裡很生氣，管不著。到了店裡，我就說給老公聽，他還說婆婆他們說得沒錯。這樣，我更為生氣了，氣哭了，他們都站在同一陣線。我那天晚上沒吃飯，第二天也不吃飯。婆婆勸我，老公

哄我去上班，就是不聽。回想起這性格，真是「牛脾氣」。【這不是「牛脾氣」，是內在的「小孩」受傷了。】

後來打電話給二姐，和二姐出去公園玩玩聊聊，好了，氣消了。再說到一件事，有一次，婆婆因為說了一句讓我不舒服的話，我就不開心，好幾天不和她笑，不和她說話，只顧自己，直到有一天，婆婆先叫了我，我們才和好。【「內在」的小孩渴望關愛，要「面子」！】

小時候媽媽不知在哪弄來一隻貓，媽媽抱著貓拜了一下房子，叫它管好。我很喜歡這隻貓，有時候還牽著繩子逗它玩。有一天它長大長胖了，不知道去了哪裡，媽媽說被人吃掉了或者逃到山上去了。【成年後做過「貓」相關的夢，這也是「被遺棄感」的原因之一？】

我很喜歡看戲。有一次晚上，和兩個同村的女孩去好遠的地方看戲。三個女孩十七歲左右，那時候快畢業了，希望能碰到好看的男的。後來準備回家，我們走在路上。兩個男的騎著摩托車追上來，我當時很慌，我一個人跑啊跑，他還是追，最後告訴我別跑了，兩個夥伴都已經停下來了，我也就停了下來，最後跟夥伴一起回家了。第二天晚上，我們三個又去了，回家路上，碰到一幫喝醉酒的男人。我們走在前面，他們一下子抱著我們三個不放。我用力掙扎，逃到一戶人家房子邊上，另外兩個女的我也不知道，只是後來我們三個人一起心驚膽戰地回家了。當時回到家裡，睡在床上還是慌慌的。從來沒有和父母提過，包括姐妹們，一直埋在心底。【這

些可能也與現在「內化」了的恐懼有關！】

說到這裡，在外地有段時間，和姐夫一起，姐姐先回老家待產。那天他剛要回老家，我們吃了早飯，我發現他的眼神不對，一直看著我，我心裡害怕，趕緊去店裡開門。我開了門，我逃得好快，趕緊打電話告訴我姐，說了事情，然後躲到一個地方。十點差不多，他該上車了，我到了店裡，心裡還是很慌，沒和任何人說起。我知道這是醜事，我晚上回到家中，反正他已經上車了，感覺也沒發生一樣，過了一段時間。這個事情和老公也沒提起過。【這不是醜事，只是曾經的經歷而已。或許許多成年夢中各種症狀都與潛意識裡的「性」有關，需要繼續探索。】

那些害怕的事，我有讓老公知道一點，他說「你發神經啊」，我說我就發神經一次，不然走不出去，老是埋心裡。【只需要自己與內心裡的「另一自己」和解，因為其他人是難以理解的。】

有關於「死」的記憶

記憶中從小我的兩個姐姐在家踩鞋幫，好多老年人都喜歡到我家來乘涼。後來其中有一個老人去世了，棺材就停在馬路上，棺材旁還有燈亮著，我都關好窗戶和窗簾，怕看到棺材還有燈。【這就是現在潛意識裡恐懼的原因之一。】

七、八歲時，鄰居的老奶奶去世了，我過去看了，站在路口，看見棺材。好多人在那穿著白色衣服，忙碌著。忽然山上著火了，整棵樹著火了。

八、九歲那會，一同學的媽媽，因為婆媳關係，婆婆冤枉媳婦拿了絲瓜，媳婦真的沒拿，結果喝農藥死了，我也去看了，好多人在辦喪事，我也圍過去。她婆婆一路上哭的聲音好可怕。

【對自我成長過程中的探索很好，的確如此：童年、青少年期間留下的「記憶」會以各種方式在成年時再現。我們需要做的只是繼續帶著「心靈深處」「恐懼」的孩子去旅行。「記憶」不是壞事，沒必要去消滅，也消滅不了。現在可以將「曾經」的「故事」帶著幽默感重新去敘述了！】

二、小結

該來訪者的治療過程比較完整，也得到了不錯的效果，是整合認知行為治療、禪療、完形治療等方法為一體的「整合治療」典範。

治療開始時，治療者以認知行為治療為主，對緩解臨床症狀是有幫助的，但心靈深處的整合並沒有發生，也就是說，她的心靈並沒有成長，所以痛苦依然。

在運用正念治療、日常生活禪修、領悟禪學理念、觀影療法、空椅子技術之後，慢慢地，她的人格獲得了整合，意識與潛意識獲得和解，所以就好起來了。用她自己的話說：「別人看不出來，但我自己知道，現在真的不一樣了！」從來訪者夢中的內容也可以看出來這一點。

作者體會：

「禪療」的基本思想是：萬事萬物都是變化的，但是人卻會對本質無常的愉悅感受產生慣性的貪愛、執著地追求，希望其永駐，而對不愉悅的感受則產生怨恨、排斥、壓抑等反應，希望其快快消失。所以人類痛苦煩惱的根源不是外在的各種刺激源，也不是感受本身的愉悅與否，而是這種錯誤的反應方式。

「禪療」主要透過「觀呼吸」、「觀軀體感受」、「觀念頭」等項目的訓練，並結合閱讀和領悟禪門語錄、詩偈和故事等禪學智慧，能建設性地使用刺激與反應之間的差距，讓心理患疾者學會對各種感受僅僅是單純地觀察與覺知，改變「占有」、「逃避」、「壓制」等反應模式，做自己的「旁觀者」，使人達到最終的覺悟和解脫。

這或許就是心理學家巴里·馬吉德所說的「痛苦不會『從』生活中消失，而是消失『進』生活裡」的意思。事實的確如此，如果學會改變「逃跑」和「排斥」模式，使用「接納」和「擁抱」模式，那麼苦難本身對我們的影響就會局限在最小範圍。

為睡眠困擾的葉女士

一、治療及成長經歷

該來訪者是三十歲女性，以入睡困難為主要表現，下文是其治療及成長經歷（主要整理自她的日記）。

起因：從一個月前（二〇一六年四月初）的那場感冒所引起的失眠開始，【錯誤歸因，感冒只是誘因。】讓我覺得整個人生掉入了谷底。【這是誇大觀念和災難化想法，真到谷底也就沒事了！】

從最初的感冒到打點滴，導致後來的失眠，緊張。本來大學時對失眠就有陰影，導致這一次的失眠更讓我徹底茫然，一到晚上就開始擔心，「萬一睡不著怎麼辦」，結果真的是睡不著。上床後我試著數羊，結果越數越清醒，數了十分鐘還是睡不著。不斷看時間，結果越看越緊張。白天一點精神也沒有，皮膚出現了不少皺紋。覺得人也衰老得很快。

於是：我開始四處找醫生，西醫、中醫、養生、心理都看遍了，但最終還是沒有效果。我知道是自己的心理出了問題，是自己太想康復了，太想讓自己開心了，太想讓自己有食慾了，導致自己「急火攻心」，「病急亂投醫」，不知道該找誰，不知道該相信誰，覺得誰也幫不了自己，【的確如此，順其自然吧！】非常之痛苦。【「人生本苦」，能真正地認識到生老病死也不錯，悉達多不就因此而成佛的嗎？就怕在逃避生命。】

五月六日（與心理醫生第一次見面）

在五月六日預約了一位原先沒有接觸過的精神／心理衛生科醫生，做了身體檢查和心理評估，在做這些檢查的時候都很緊張，而且感覺自己整個人的狀態都不對勁，怕查出各種問題。除顯示有點強迫和焦慮外，沒其它方面的問題。看來是自己太想要睡覺，而且求助心理太強了，才導致自己越想睡越睡不著。

再來就是自己的心理負擔太重了，總覺得自己整天情緒低落，食慾不振，總感覺這種狀態自己接受不了；覺得自己有病，怕自己會因此患上其它疾病，會因沒得到充分休息而猝死，媒體上不有很多相關報導嗎？很想讓自己快樂起來，很想讓自己回到以前無憂無慮的樣子。【在潛意識裡接受不了現在的自己？「安住當下」！「接納這樣的自己吧」！】

我的診療醫師說，生命本身是「痛苦」的和「無常」的，人活著本來就是「痛苦」的；如果能在「痛苦」中做些有意義的事，那就能「滅苦」。這讓我對人生有了重新的理解，也讓自己把包袱卸了下來。我原先總覺得自己要快樂地活著，其實人就是這樣的痛苦並快樂著。我對這句話有了更好地理解。

醫生講解了一些睡眠衛生知識後，交代一系列作業讓我去完成，與醫生商量後確定：

（1）每天臥在床上不能超過八個半小時（床是用來睡覺和性生活的，其它的時間都不要躺在床上）；

（2）每天運動不少於三十分鐘：可以跑步、跳繩，只要運動都可以；

（3）寫日記：每天把自己的日常生活及體驗寫下來；

（4）看治療相關電影，醫生會提供要看哪一部；

（5）看書，每週閱讀《與自己和解：包祖曉醫師教你換位思考，重新擁抱自己，找回身心靈的平靜與健康》中的禪學格言、詩偈、故事各一篇；

（6）堅持工作和家務，參照《與自己和解：包祖曉醫師教你換位思考，重新擁抱自己，找回身心靈的平靜與健康》中的日常生活禪修的理念進行。

【關鍵是放下與睡眠的糾纏。】

一開始我也是害怕、緊張到不理解，再到慢慢地接受。雖然我還不能很好地去理解這些話，但我覺得我現在只要照著計畫好的內容去做就好了，其它的都不用去管。

當自己難受的時候，記得閉上嘴巴，關注自己的呼吸。

夜已深，看著老公已熟睡，自己還是免不了有點害怕，但心想我不能老想著依賴他，我應該堅強、樂觀，沒事的，漫漫長夜沒事的，我可以做更多事情，可以學更多的東西。

加油吧！【睡前的這些「暗示」只會讓大腦更興奮，您說是嗎？】

【假裝勇敢只會更緊張；人本身是脆弱的，「保持平常心」吧，可以害怕，但得帶著害怕

去生活，就像《神隱少女》中的「千尋」！】

晚上一開始還是失眠，但是心態好很多，也不覺得一整夜是那麼難熬了。但是後來因為孩子發燒，去幫他降溫，自己再回到房間，就更無法入睡，【正常現象，遇到這種情況別人也會如此！】止不住地為他擔心，導致整個人好緊張。靜下來，想想不就是感冒發燒嘛，是很平常的小事，沒關係的，孩子也一樣，生病對他來說也是一種鍛煉。【這就是「平常心」！】所以沒事的，相信他，會很快好起來的，也相信自己，會調整好的，我和孩子一起加油！【還是「只管行動、不管結果」的好，否則就會患上「目標震顫」的！】

五月七日

因昨晚孩子發燒一夜沒睡，導致今天自己的狀況很糟糕。【沒有因果關係，是焦慮導致的，結果與睡眠無關。】上課都無法專心致志，都不知道自己是怎麼過來的。【不就這樣過來了嗎？接納這一狀態吧！】

今天傍晚又開始難受，導致在飯桌上情緒很不好，搞得爸爸媽媽、嫂子都為我擔心，想想自己真的挺幼稚、任性，稍微不舒服就承受不了。

但所幸在爸媽、嫂子的開導下，自己的心情好了很多。所以，想想有時候快樂也只在一念之間。【是啊！「過去心不可得，現在心不可得，未來心不可得。」】

真的，不要把問題想得太嚴重，不要自己鑽牛角尖，睡覺並不可怕，睡不著，就先吃藥吧，

什麼都不要考慮，先過了再說吧。【如果是真正從心底這麼想，不是表面的自我安慰就好！】
想的多了只會自尋煩惱！【能做到不想嗎？】
一切都會好起來的！【自我安慰有效嗎？還是接受生活的本來面目吧！】

五月八日

自昨晚和父母、嫂子抱怨了之後，心情也好多了，昨晚還自主地睡了一個多小時，後來醒來睡不著又吃藥，早上也醒得挺早。

今天起床後，又看了一會兒養生書，書上教我的內容是樂觀，所以，今天時時告訴自己要「樂觀」，「會好的」，感覺自己今天的狀態好多了。【這些只是自我安慰而已！「接納」、「允許」或許會更好。】

上午跟婆婆、孩子去集市上買了點肉，稍微有點心神不寧。後來回到家，幫婆婆洗了點衣服，又自己拿了養生的書看【越「養」會越麻煩！承認生命的「存有」困境吧！】，看著看著，心也就靜下來了。我想自己一定要堅持著，為了自己，也為了家人。【想逃避「死亡」和「無意義」等基本「生命主題」？】

下午上課也好多了，雖然注意力不是很集中，但至少堅持下來了，而且人也不難受，這也許就是好的開始，也就是進步了。【不可「以情緒和症狀為標準」！】

晚上，去媽媽家裡吃飯，看到媽媽為我這麼用心，真的感覺自己好幸福。【在渴望嬰兒般

的滿足？】

時刻告訴自己要樂觀，肯定會好的。【「人生本苦」，只要「順其自然」、「忍受痛苦」、「為所當為」就好，去體驗生命的意義吧！】

五月九日

今天的狀態又不是很好，【不可以情緒和症狀為標準！要以行動為本位，接納生命的本來面目吧！】早上醒來，吃了早飯，帶著孩子來到嫂子店裡，去洗了頭，看了一下書，後來，我媽來了，就跟著媽回家了。

中午吃飯，又沒胃口，忍不住和媽又抱怨起來，害得我媽又為我擔心，想想自己這個做女兒的，還老讓媽為我擔心，真是不省心啊！【這就是心理衝突！】

孩子午睡，發現自己都睡不了，又開始心煩，忍不住開車想找點事情做，開到城裡，因為頸椎太難受，就去一家養生店裡養生，做按摩。【生命是養不出來的，越養越糟糕！要解決的是潛意識中的衝突！做個自然人吧！】本想著按摩就能夠讓自己放鬆，卻又由於對這家店的不信任，造成了自己心裡更難受。開車回去的路上，忍不住又哭了，又開始抱怨自己的人生為什麼會這樣，接受不了這樣的自己。【是的，「接受不了自己」，所以「生病」。「生病了」會有「好處」，因為別人會照顧你，是嗎？這是逃避「存有」痛苦的表現。】

晚上，回家狀態也不好，又拉著老公陪我出去散步，老公對我說了一大堆安慰的話。但我現在什麼都不想管，先吃藥再說，以後的，以後再說，做好最壞的打算，大不了都吃藥好了，總比現在這麼擔驚受怕的好！【生病的意義在於引導您去重新思考生命的「存有」問題，如果用藥把自己麻痺了，就離四足動物不遠了！】

我也累了，不想想了，做最壞打算，吃藥好了，日子還是照常過的。

【此前就診時約定的作業呢？】

五月十日

今天的狀態總的來說，還是挺好的！為自己讚一個！【不以狀態為標準，以行動為本位。】

早上醒來，不知道在床上躺了多久，快八點時起來，穿好衣服，為孩子也穿好衣服，就下樓吃早餐，吃完早餐和孩子、婆婆一起去觀光園走了一圈，跟婆婆聊天，看看孩子，也挺開心的。【是啊！生命的意義需要去認真地體驗！】

中午，煮了絲瓜湯、螃蟹、豬肉、魚，吃了一碗多。

下午，婆婆說不舒服，去睡覺了，我看了點書，看到書中「有人失明了卻挺過來了」，想想自己，真的跟他差遠了，所以頓感自己輕鬆多了，想想自己的事根本也算不上什麼事。哄了孩子睡覺，就跟著老公去上班，雖然在上課的過程中，還是會亂想，但總的感覺還是挺好的，心裡不僅冒出「一定要把現在的學生都教好，跟每個家長都成為好朋友，為以後的計畫打好基礎」。【「我執」有點嚴重！安住當下吧！想得太遠了！】

上完課，跟園裡的老師聊天，感覺自己心情又好了很多。晚上吃飯也挺好的，吃完飯，又跟家長聊天，晚上上課表現也挺好的。【看來您是情緒的奴隸，而不是主人。】

五月十三日（與心理醫生的第二次見面）

醫生向我詢問了最近的情況，我也說了自己這一週來的情況。我總覺得自己做得不夠好，總感覺自己沒有把醫生交代的事情做好，怕他會批評我。但他卻說「不要去計較結果，要去注重過程，只要有這個過程就夠了！」這麼一說，我才覺得自己真的是太注重結果，而沒有去真正體驗這個過程。【概括性的詞語會讓人感到痛苦，好好地實踐「平常心」吧！如果您能接受自己的狀態，還怕醫生的批評？】

然後，醫生又交代了一些作業：讓我去體驗，體驗生活中的一點一滴，感受洗衣服，感受洗碗等的正念過程。再讓我去學習「觀軀體感受」。在學做「觀軀體感受」時我覺得自己進步了很多，至少比上一次做「觀呼吸」要好很多。上一次連坐都坐不住，至少今天能坐得住了，雖然思想會轉移【輕輕回到呼吸上即可】，但我也提醒自己「不要計較結果，要注重過程」。【這就是正念！】

中午的時候，我還一直想，醫生讓我去感受，可我卻不知道怎麼感受，總覺得自己感受不了。【因為您在追求結果，只管行動起來就行了！】

下午，我開始打掃房間，又看了《與自己和解：包祖曉醫師教你換位思考，重新擁抱自己，找回身心靈的平靜與健康》上說的如何感受，放慢速度，感受打掃房間時任何一個動作。我開始刷馬桶，感受潔廁劑倒下去的顏色，感受馬桶慢慢變乾淨的過程。後來，下樓，感受開冰箱的聲音和關冰箱的聲音，感受自己剝桂圓的聲音以及燒的時候火的聲音。【做得挺好！這就是正念地生活！】【感受過程中首先是不去聯想，任何感覺出現，能知道，但不會跟著感覺走！】

後來出門，感受風吹來涼涼的感覺，感受路上所有機器的聲音。【挺好！】

給學生上課，我也放慢速度，感受學生的進步，感受自己畫全音符的感覺。這麼去感受，突然覺得上課時間也不難熬了。【這就是「正念」，有意識地放慢速度，去「覺知」當下！】

上完課，回家吃飯，吃完飯，散步，打羽毛球，跳繩。

五月十四日

昨晚挺好的，做著內觀呼吸和軀體掃描，不知不覺中睡著了，【這很好！不去糾纏，做與睡眠不相關的事！不就印證了我們就診時所說的：「睡眠是非自主神經控制的，你越想努力睡覺，越可能會失眠。」】半夜醒來，不斷安慰自己「沒關係，接受它，做個深呼吸」，又不知不覺中睡去了！【就這樣，只要去做就好！】

今天上了四節課，感覺挺忙的，都不知道去感受了。中午，幼稚園的一個小孩，不知為什麼老跟我哭訴，這麼小的小孩，想法卻一堆，不停跟我哭訴，我也不停安慰，想想，這小朋友真挺可愛的。【你的睡眠與這小朋友差不多吧？】

在媽家裡吃完晚飯，回到自己家裡，和孩子、婆婆一起散步，玩，感受跳廣場舞人們的活力，自己也跟著跳起來，可不知道為什麼自己不禁傷感起來：想像從前的自己，是那麼會吃苦，有目標，可是現在，自己卻變得這麼懶散，這麼沒有目標，不知道做什麼才是有意義的。哎，慢慢來吧，就讓自己懶散吧，就讓自己休息吧。【以前可能只是毫無意義地盲目樂觀吧？或許現在失眠的目的是讓您去反省關於人的「存有」問題。】

五月十五日

早上醒來，不開心，心裡煩悶，原以為自己昨晚挺累的，會睡著，【「對睡眠的期待」是失眠的病根！】結果早早躺下後，越躺越睡不著，做內觀呼吸也集中不了，沒辦法，跟老公聊了會天，又吃了一點點藥，才睡著了。【反覆是常見的，繼續正念地生活吧！】

不知道為什麼，是不是自己又急了，總以為前面兩天都挺好的，所以想著昨晚也能睡好。結果，又適得其反。【這就是「無常」！】

哎，叫我面對恐懼，可總感覺自己還是不敢面對，真的，想到黑夜，自己忍不住就害怕、煩惱。【這是潛意識中的「死亡恐懼」，去覺知、擁抱這種感覺吧，把情緒當作客房裡的旅客！】

好了，今天又是新的一天，去感受一下這美好的世界吧，去享受和孩子在一起的幸福時光吧。【沒那麼容易，心靈之旅還沒有開始呢，「正念」也只是剛開始實踐呢。】

看了一會兒書：（1）與煩惱和平共處，不迴避；（2）忍受痛苦，為所當為。【光是思

考沒用的，減少用「腦」想，多去用「心」體驗！】

五月十六日

由於昨晚沒有睡好，早上醒來心情跌下去了。【沒睡好與心情差，兩者沒有因果聯繫，是您把它們聯繫到了一起。】看了會書，做了早餐。本想做泡飯，又臨時改成炒飯，想起醫生說的體驗，又慢下來去感受右手拿著飯杓不斷提起、放下。吃完飯，又開始拿起書，學習「正念走路」，當我左腳抬起時，我身體的重力全部落到右腳，當我左腳放下時，感受腳底與地板的接觸涼涼的，就這樣，練習著感覺到挺累的，又感覺到心好像稍微能靜下來。這幾天，都有在體驗，可總覺得挺累的。【因為不是心甘情願地去做，而是在「抱佛腳」，目的仍是「睡眠」與「心情」。】

上午碰到朋友，就和她們聊天，一直到下午，可聊天的時候，總覺得自己都是不舒服的。晚上飯也吃得很少，可能受心情影響，沒胃口。

慢慢來，慢慢來，不要灰心。

【只管實踐，沒必要關注結果與情緒！】

五月十七日

好想哭，【可以找個沒人的地方哭一場！】感覺自己好痛苦，不知道自己怎麼做才是對的，

才是好的，無法靜下心來，也無法讓自己開心。【忘記「人生本苦」了?忘記了「平常心」了?忘記「正念」了?】

真搞不懂怎麼會這樣，也搞不懂自己怎麼會這樣，不就是睡覺、失眠嗎?為什麼自己就是無法坦然面對。【沒有對錯，只有體驗!不去搞懂，只是接受痛苦，不以「快樂」為目標!人生本來如此。您覺得呢?】人生，怎麼會這樣?【死亡、孤獨、無意義、自由與限制是人生的基本主題，是逃避不了的!】

眼淚終於止不住地流下來，讀著養生書上的一句話「幸福總會來的，它不會毀約的」，我的幸福也會來的。【不覺得這是害人的書嗎?】

「一切都是最好的安排」。【是啊!那就去真誠地去接納現在的狀態吧!】

五月十八日

突然冒出一個想法：換個方式寫日記，不想每天老是記自己的心情。【做得挺好，換個角度，世界就不一樣了!看來您領悟「帆動還是風動」的禪學故事了!】其實還是有很多事情可以記得，應該都要記，不想每天老是圍著「自己」寫了。【是啊，本來是「無我」的，去了「我執」就是「平常心」了!】

早上醒來，本想跑步，可已經太遲，就跳繩，發現自己跳繩越跳越多了。

吃完早飯，陪孩子和其他小朋友一起騎車去觀光園，陪著他們，想想自己，覺得這樣散步

也挺好的。【這就是體驗！】

中午，雖然哭了，但看到《與自己和解：包祖曉醫師教你換位思考，重新擁抱自己，找回身心靈的平靜與健康》中寫著「一切都是最好的安排」，心裡稍微釋然了點。

晚上第一節課，有個小朋友又哭著來上課，這次我沒有哄她了，而是跟她說「哭是不能解決問題的」，不知道這小傢伙會不會下次好點。上完課，一個要參加學校比賽的小朋友來了，特意讓她晚上來練習，但表現還不是很理想，但願再透過明晚的努力，到時候能有出色表演。【在內心抱怨「失眠」問題也是不能解決問題的。】

透過跳繩：由於第一個星期剛跳，不怎麼會，但堅持下來，發現這個星期有很大進步，可以連續跳一百多下。所以我覺得堅持什麼都能學的，又買了溜冰鞋，想開始學這個！【實踐得不錯，如果仍以睡眠為目的，那不會有用的。如果是欣賞生活、只是體驗生活，那就夠了！】

五月十九日

「幸福」，今天體會到了好多幸福！

下午，去公司和同事小聚，和她們聊天，一起去逛街。到了衣服店，我說，由於自己太瘦，都沒自信，所以我要找回自信——買點漂亮衣服。【有因果聯繫嗎？「自信」來源於做「真實的自己」，您覺得呢？】挑了兩件，都還挺滿意的，心裡有點小小的滿足感。

傍晚，回媽媽家裡吃飯。先跟老公一起跳繩，由於溜冰鞋已寄到，所以迫不及待地想要試試。一開始很怕，在老公的攙扶下，溜了幾回。在這個過程中覺得老公好好，一路以來對我這麼包容照顧，特別是這段時間，從沒有對我失去耐心，一次又一次地幫助我。「老公攙著我，我溜冰」，這畫面一定很溫馨。如果拍下來，當成老了以後的記憶該有多美好！【看來您是挺害怕喪失的！「生病」的目的或許就在此，是想獲得關注與關心，想「停止長大，不用去面對『生命實相』」。】

吃飯時，爸爸媽媽、嫂子、兩個小侄女、孩子、老公、我，這個也很溫馨。雖然偶爾媽媽、嫂子會有小矛盾，但總的來說，我們這一家還是很溫馨、和諧的。而且，嫂子一向對我都挺好的。所以，這讓我也覺得很幸福。有什麼比家人一起更幸福呢！【能永遠嗎？人註定是孤獨的，逃避不了的！】

吃完飯，回自己家。路上，老公開車，孩子讓老公唱歌，聽著車裡的音樂，感受著老公的歌聲，抱著孩子。這一切都真的太美好了！

回到自己家裡，又想著溜冰，由於還不會，婆婆擔心我摔倒，又來攙扶我，【家裡的人都把您當成了孩子了，包括您自己，這如何去成長呢？或許這種時刻是您的潛意識真正在追求的，可以讓您不用直面生命的基本主題。可惜失眠問題、情緒問題都在把問題暴露了出來。】感覺自己稍微會溜了。我讓婆婆不用扶，但善良的婆婆一直跟在我身後隨時來扶這個「有時搖搖欲墜的我」。我想，婆婆攙扶，這個畫面也很溫馨，可能我們村裡別人家都沒有。想到和婆婆這麼多年一直以來的和諧相處，真的也很幸福。都說婆媳難處，但至少我們家沒有。這麼多美好的畫面。真的覺得自己是個太幸福的女人，家人都這麼好，都這麼照顧我。【這或許就是潛意識裡「生病」的原因！】【「失眠」是因為逃避心靈真正的成長痛苦！】

而且，現在工作也不辛苦了，也沒多少壓力了。每天只要上一、二節課就好了，課程內容處理得也很順利，真覺得自己這樣的生活，好滿足。【真的？看來您想回到「嬰兒狀態」！】

五月二十日

昨晚，園長打電話給我，說她和另一個人想去學古箏，叫我幫她聯繫。後來，我跟老公說，其實我自己教她們也可以，因為自己大學時期學過三年的古箏，但後來自己想想，又覺得麻煩，又要買古箏，又要多上課，想想還是算了。【心理衝突！】

哎，突然覺得自己好懶啊，有錢都不想賺了，就不想課多，就這麼輕輕鬆鬆。打電話給朋友說了自己的情況。朋友說，沒關係，等你身體好了，有的是機會賺錢，不急於這一時。想想也對，身體最重要，現在就跟隨自己的心來吧，想怎樣就怎樣，不管錢多錢少。【身體是皮囊，不管您如何保養，它從沒停止過衰老，看看詩偈「了身何似了心休」吧！】

晚上，不知怎的，有點煩躁。

對於「睡眠」這個事，還是有點驚恐，不是很坦然。

【因為不想去長大，不願面對真實的生命，所以睡眠也好不了。】

五月二十一日

跳繩，溜冰，寫日記，看書，這些似乎成了每天必做的事情，每天沒完成這些事情，心裡感覺就不踏實。【因為您不是在欣賞，而是把這些生活當成「工具」了！】我不知道這是習慣的養成還是心理作用，對自己還是自信不起來。不知道這些是不是好的現象，反而對自己有點隱隱地擔心。【靠外在，不可能自信！】

今天，起床，上課。第一節課，感覺兩個小朋友都練得還不夠多，下次一定要記住給她們帶考級檢定的書，再不教真的怕有點來不及了。一定要記住了！

中午，留在園裡吃飯，跟園裡的老師聊天，還是挺好的。吃完飯，休息一會兒，繼續上課。下午回家接孩子，順便把剛快遞來的兩棵植物種下去。晚飯又在媽媽家吃。老公沒回來吃，到現在還沒回來，心裡有點小小的不爽，是不是對他太依賴了。

一天又過了。

【內心是否有種「被遺棄感」呢？丈夫的不在，又讓您一個人去體驗生命的孤獨了吧？】

五月二十二日

昨晚，由於老公忙到了一點多才回來，我十一點多就躺下了。沒有吃藥，怕吃了藥，待會被老公回來吵醒，所以就沒吃。但不知道是不是沒吃藥呢，還是等他回來，怎麼的就是睡不著，【慢慢去探索一下潛意識吧！是對老公不放心呢？還是怕自己被遺棄呢？】無奈，只能起來繡十字繡。他回來的時候沒睡，在旁邊看電影，我就繡十字繡，不知道繡到了幾點，又看書，看了「禪療」的書，翻到最後幾頁，是讓我要看淡生死，生死有命，強求不來。還有對恐懼的事情，不要去逃避，要去面對，面對了就不覺得恐懼。我想既然我這麼怕「睡不著」，那就讓它睡不著好了。

看了挺長時間，大概四、五點鐘了，真的有點累了，就躺下了，睡了一小會兒，醒了，又睡了一小會兒，還做了一個「夢」，夢到自己和孩子被人追殺，好恐怖，特別是帶著孩子，感覺自己一個人還好，但孩子也跟著我一起被人追殺，特別難受，後來醒了，心裡很難受。【病因在此！】【孩子是潛意識中的另一個自己，這就是「內心恐懼的孩子」，帶著他去冒險旅行吧！逃避不了，也依賴不了的。】

由於昨晚沒睡好，【這不是原因，夢境已提示痛苦的原因！】今天心情也不好。下午上課時，腦海裡又冒出一個念頭，「恐懼死亡」，突然好害怕，感覺自己如果都沒睡，會不會死啊？這個念頭冒出來後，自己又開始難受，感覺自己又有新的問題出現了。【「死亡恐懼」是您失眠的潛意識原因。】但也努力地平復自己，不好的念頭就讓它存在，順其自然。【是啊！】

晚上，也不想吃藥，打算面對，雖然自己的狀態不是很好，但也沒辦法了，試著面對，就打算睡不著。決定讓自己「死一回」，睡不著時我就乾脆不睡，一邊做著觀呼吸，一邊看著天花板，結果不知不覺地睡著了！【做得好！】

五月二十五日

前晚睡著了，但是昨晚壓力又特別大，總覺得前晚睡著了，接下來會不會睡，所以昨晚睡下時，沒一秒鐘自己又被驚醒了。所以，乾脆起來做觀呼吸，第一遍還好，第二遍則完全做不了，【只是去做，變成習慣！】後來到兩點，實在沒辦法，又吃了點藥睡下。

中午，做觀呼吸，結果發現自己一點都靜不下來，突然自己又給了自己壓力，下午一會兒彈琴，一會兒繡十字繡，一會兒溜冰，但都靜不下心來。

後來，乾脆就出去，到園裡幫忙，因為他們晚上有活動，到園裡一直想著讓自己忙碌些，覺得這樣自己會分散注意力，會好受點。也一直想讓自己開心，結果越這樣，壓力就越大，【這是病根！】在活動快結束時，又想到《與自己和解：包祖曉醫師教你換位思考，重新擁抱自己，找回身心靈的平靜與健康》中的一句話：心無掛礙，無掛礙故，無有恐怖。我也想算了，難受就難受吧，「該做什麼還是做什麼」。我知道自己還是太在乎結果了。因為自己太想讓自己好起來，原本以為前段時間一直挺好的，以為自己快好了，結果現在又這樣了。而且因為感覺書也差不多看完了，感覺對自己還是沒有作用，有些項目也有在做，但總覺得沒有效果，所以一下子更惶恐，更沒信心了！那現在只能想，不管結果，只在乎過程，只要做了就行了。【您這是在臨時抱佛腳！】

五月二十七日（與心理醫生的第三次見面）

今天再次解讀了「去我執」、「安住當下」、「保持正念」、「體驗存在」等禪學理念，並練習了觀情緒。

醫生在我的日記本中做了如下的評價與建議：

（1）您有在做實踐的嘗試，這很好！

（2）似乎您實踐的目標是「睡眠」，這就不太容易做到了。還是以「平常心」去欣賞、體驗生活吧！

（3）把觀呼吸和觀身體感受認真做吧，還有把正念走路、正念進食和日常生活禪修融入生活；

（4）把森田療法和書中理念用起來吧，講道理是沒用的。減少用「腦去思考」，多用「心去體驗」、擁抱各種感受。

（5）以「幸福」、「快樂」、「睡眠」為目標的人生毫無意義！

（6）您內心有怕「被遺棄」的「孩子」，一直在用「外在」來「安慰」，這是不可靠的。唯一要做的是帶著「內心恐懼的孩子」冒險旅行！直面死亡、孤獨、無意義、自由與限制等生命主題。

（7）把電影《黑天鵝》和《推銷員之死》再好好看一遍。

五月二十八日

好多次想著，不想活了，可是又捨不下孩子，想想孩子，好內疚，為他有這樣的媽媽而心痛。我的孩子是那麼可愛，那麼開心，我真的不想丟下他，怕他沒有媽媽怎麼辦？可自己活著又那麼痛苦。又想著：哪怕想離去，也不要現在，至少為孩子賺夠錢，不然現在走太可惜。

【那就好好做事，以「平常心」去做！】【「正念」哪兒去了呢？】

五月二十九日

最近兩天把醫生推薦的電影《黑天鵝》和《推銷員之死》都看了，也明白了外在是靠不住的道理，看來不接受現在的自己是沒有出路的了。【是啊，做真實的自己最好！】

昨晚回家，家裡比較悶熱，和老公出去散步，他一直和我說他的客戶，其實有時聽得也煩。我聽著他說，也會分神，但我也努力回來，讓自己傾聽。【這樣很好！】

散步回來，整理了下房間，洗澡，哄孩子睡覺，開始看《凡夫俗女》，看了不多，老公就睡著了，自己看下時間，十一點多。就打算躺下，我知道躺下也睡不著，就開始做觀軀體感受和觀情緒，在做的時候，又不知道分神到哪裡去了。後來就關了電腦，做觀呼吸，不知道什麼時候睡著了。【這是本來面目，也是行動本位的意義！】而且半夜也沒醒，早上，醒來有點開心。但起來後又有點不安，因為又想著晚上會不會睡著。不過想歸想，做該做的事情去。【很好！】

六月七日

這幾天似乎對醫生所教導的「禪療」有所真正的領悟，晚上已不太會去注意睡眠問題了，昨晚竟然沒做幾下觀呼吸就睡著了，不知道幾點，夢到什麼瓶子裡的水灑了，灑在自己身上，衣服濕了，結果醒了過來，原來是孩子尿床了。整理了一下，睡在另一頭，同時，安慰自己，睡不著沒關係，已經睡過了，足夠了，想著想著又睡著了。

吃完早飯，幫婆婆洗碗，陪孩子玩耍。

後來，老公運了貨回來，要我們幫忙貼商標，就開始工作。十一點多，做中飯。飯後，繼續和公公婆婆幫老公幹活，一邊幹活，一邊閒聊，這樣感覺也挺幸福的。【「認真」生活就好！這就是「平常心是道」！】

六月十五日（與心理醫生的第四次見面）

上午與醫生見面了，與醫生一起回顧了治療和成長的經過。醫生說結束這一階段的治療，有問題可以在訊息或信箱裡留言解決，並給予如下的評價與建議：

（1）已經開始成長了，繼續如上實踐，接納出現在自己身上的任何感覺和不適；

（2）觀看電影《綠野仙蹤》和《偷天情緣》；

（3）堅持以觀呼吸練習為核心的正念練習；

（4）欣賞生活中的點點滴滴。

二、小結

第三章已論述了失眠與「存有」痛苦的關係，從本例來訪者的情況也足以看出其失眠背後的「死亡恐懼」和「存有孤獨」等「存有」問題。由於失眠症比較常見，下面再進行一定的探討。

從原型類比的角度來說，醒、生命、意識活動對應於白天和光亮，黑暗、靜止、無意識和死亡則對應於夜晚。所以許多地方的民間把入睡稱為「練習死亡」。入睡需要的是放下所有控制、所有意圖、所有主動的干預，它要求我們臣服和完全的信賴，心甘情願地接受未知的世界。如果我們出於強求、自我控制、意志或努力，那麼，即使是最輕微的舉動都會造成無法入睡。要想入睡，我們能做的只是單純地耐心等待。

由於我們現代人的理性思維太過發達，許多人對自己的作為和成就過於驕傲，太依賴自己的智力和對現實的控制能力，我們基本上不相信臣服、信任和放下自己熟悉的行為，因此失眠久治不愈就在所難免了。

從存在角度看，失眠的人（準確地說是入睡困難的人/強迫性失眠的人）需要學習「無我」、「無常」、「死亡」、「孤獨」和「無意義」等主題，學習放下控制，學習臣服。否則就可能走上長期服藥的道路。而這些主題正是「禪療」的專長。我們在心理衛生科臨床積累了大量的成功案例。

反覆腹部不適的陳先生

一、臨床特點和治療經過

來訪者，男，二十三歲，高中教育程度，未婚育，因反覆腹部不適兩年就診。

二〇一六年四月一日第一次就診

兩年來反覆腹部不適，不能多吃東西，一多就脹；不能亂吃東西，否則容易腹瀉；一緊張也會出現腹部不適，打嗝。身體比較瘦，容易疲勞，「怎麼養也養不胖」，大便有時有未消化的食物。一直就診於當地醫院消化科，胃鏡檢查發現息肉（目前已切除）慢性淺表性胃炎，腸鏡未見異常。消化內科醫生先後予胰酶腸溶膠囊、舒必利、多潘立酮片、奧美拉唑腸溶片、黛力新、帕羅西汀片等治療，效果不明顯後改服中藥，症狀仍然反覆。被消化內科醫生轉介到心理衛生科。

除上述症狀外，目前容易緊張，不時會出現莫名的心煩，對身體狀況較為擔憂。已在家養病兩年多，想養好身體再出去工作，但沒見好轉的跡象。

病前狀況：來訪者兩歲時父親在造橋時意外去世，母親與叔叔成家，育有一女，相處尚可。叔叔性格內向，「愛抱怨」，小時候對他嚴厲、比較凶，有時用手打他的頭。在學校由於內向常被同學欺負。二〇一三年時被朋友騙到網路上賭博，輸了不少錢。曾學習模具，但並不喜歡。二〇一四年開始腹部不適，一直在家無所事事，不斷想著身體的狀況及以後的「生活」。母親喜歡用迷信的方法來治療，為此與家人彼此相互抱怨，有時頭腦中會產生一些衝動，如「想拿刀砍他們」，但不會有具體行動。

精神檢查：神志清晰，對答切題，定向無誤，情感反應協調，情緒低落、不安，存在疑病觀念，未引出精神病性症狀，意志活動下降，自知力存在。

心理評估：（1）九十項症狀自評量表：敵對因數分為1.5分，餘因數分均在1.5分以下。（2）明尼蘇達多項人格測驗：校正分為60.73分；癔症因數分為62.93分。（3）應付方式：求助、幻想、退避傾向高。

軀體方面的理化檢查：腦電圖、血常規、生化、甲狀腺功能無殊。

處理：

（1）解釋心與身的關係，症狀的心理方面原因，探討魯迅《看鏡有感》中的相關內容：無論從那裡來的，只要是食物，壯健者大抵就無須思索，就是能吃的東西。惟有衰病的，卻總想到害胃，傷身，有許多禁忌；還有一大套理由，例如吃固無妨，而不吃尤穩，食之或當有益，然究以不吃為宜云云之類。但這一種人總要日見其衰弱的，自己先已失了活氣。

（2）「觀呼吸」訓練。

（3）觀看電影《神隱少女》。

（4）記錄日記、成長史及夢境。

（5）閱讀《與自己和解：包祖曉醫師教你換位思考，重新擁抱自己，找回身心靈的平靜與健康》中的「禪療」相關內容並實踐。

四月十五日第二次就診

上次就診後對醫生的話半信半疑，在「反正治不好、就死馬當活馬醫」的想法下開始按就診時商量的去實踐。每天幫家人到地裡幹些活，儘管有些累，但身體並沒有變差；對「千尋的成長」印象很深；覺得無門慧開禪師《了身何似了心休》的偈子比較在理。並表現出對治療的信心。

處理：

（1）探討禪學故事《到火爐裡避暑》：

某個夏天，曹山慧霞禪師對侍立在旁的僧人說：「悟道的人，無論多麼炎熱，也不受影響。」

僧人說：「是的。」

慧霞又說：「那麼，如果現在炎熱至極，你要到什麼地方去躲一躲好呢？」

僧人說：「就往大火爐的熾熱煤炭裡躲避吧！」

慧霞說：「煤炭既然熾熱無比，怎麼躲得了熱呢？」

僧人說：「在那裡，眾苦都不能到啊！」

（2）觀「身體感受」訓練、「正念走路」訓練、日常生活修習。

（3）觀看電影《生之慾》。

（4）繼續閱讀《與自己和解：包祖曉醫師教你換位思考，重新擁抱自己，找回身心靈的平靜與健康》中的「禪療」相關內容並實踐。

四月二十九日第三次就診

腹部不適症狀明顯改善，在日常生活中能感受到一些「正念」；自從分享了《到火爐裡避暑》之後，回到家就試著到大棚中收菜，並與家人一起拿到集市裡去賣，心中有所擔心自己會否受得了，但堅持了下來，結合所看的《生之慾》，覺得以前一直在浪費時間，但對出去工作仍沒有信心；對母親和叔叔的話語仍反應敏感。

處理：（1）探討「心靜自然涼」方面的禪學格言、故事；（2）「聲音與思維」的正念訓練、「正念進食」訓練、日常生活修習；（3）觀看電影《當幸福來敲門》、《阿甘正傳》。

五月十三日第四次就診

身體症狀有時會出現，但不影響生活和幹活；仍然會去不斷回憶過去，在家感到較煩，想出去工作，但又找不到合適的；有時會對母親發火，對叔叔經常不打招呼一個人提前吃飯、吃飯時聲音很大不耐煩。

處理：（1）「觀情緒」訓練；（2）提供故事《走進天堂的門票》；（3）觀看電影《城市鄉巴佬》、《舞動人生》；（4）探討成長史及日記方面的記錄。

下文是其日記摘要：

四月二十九日的記錄：

下午回到家後肚子有點餓，拆開前幾天阿姨拿過來的八寶粥。之前我認為是大品牌的，拆開後發現不是，是野牌子的，仿冒正宗的外觀。腦子裡頓時就冒出了許多想法，【這就是「假警報」、「騙子」，需要「正念」訓練，及時把念頭拉回來！】想到她為什麼老是買假冒的。應該是便宜一點吧，可能是不懂。還想到了自己以前住院的時候，一個親戚買的牛奶也是外觀假冒正牌的。他們為什麼總是買假冒的，是小氣還是什麼的，吃起來難吃很多，根本不是一個味道，還有中國怎麼這麼多假冒外觀的產品都可以生產銷售，而都沒有人監管。想多了之後感覺腹部又有點難受了。

在外面看見別人都比我胖，自己這麼瘦，感覺到有點自卑。在家也常常想著自己太瘦了，要吃胖一點。我小時候就比較瘦，都讓我吃胖點。這一兩年更瘦了，別人說我比以前還瘦了或者說到誰比我好，心裡都有點不是滋味。

【概括性詞語容易讓自己痛苦。是因為「自卑」才產生出這些「感覺」！】

小時候有一顆痣長在右眼的下面，我媽說生下來就慢慢出現了，然後隨著年齡的增長，這顆痣也跟著長大了。初中的時候看到親戚的孩子把臉上的痣都去點掉了，看上去好多了，我媽也想把我臉上的痣點掉。後來不知道怎麼地，可能是怕傷到眼睛就沒有點了，我也不是很清楚。後來有一次在街邊，我媽帶我去點了臉上的其它幾個痣，就眼下的那顆不敢。後來我知道那個應該就是硫酸，點了之後有凹洞，很難看，過了好長一段時間才會變得平整一點。【形象不是靠外界來的，那些都是「假我」，「真我」在自己內部，做真實的自己吧！】

（這裡，想起來應該在小學的時候，他們帶我去一家醫院，想用鐳射點痣，把我眼下這顆痣點掉，他們說我當時太怕，醫生也不敢給我點，後來就算了。我記憶中當時那個機器很大，我躺在那裡，上面機器像風扇一樣轉得很快，我很害怕。）

到後來高中畢業，工作了也有一兩年時間了，我媽聽別人說有家醫院鐳射點痣不錯，過年不忙的時候就去弄了。第一次之後還很深，後來又去了一次，還是有點深。我想有空的時候再去看看，結果我媽不讓我去，說點了兩次點不掉就不能再去了，說我爸死得早，這個痣一生下來就有了，不能點了，他在地下會知道的，這一大堆迷信的話。就這樣順著她過了一兩年，每次我說再去點痣，都要被她罵，跟她吵過幾次，都說些關於迷信的話給我聽。我跟她說的話，她都聽不進去。我問她，這個痣長在你臉上，你就會好過嗎？說她不相信科學，每次都要被她說回去。因為眼下這顆痣，我感覺對我的生活工作造成了影響。隨著年齡的增大，去工作，時常因為這顆痣感到沒有自信，有點自卑。進到新的環境，感到別人有時用異樣的眼光看我，心裡有點不開心，時常不敢去面對別人。膽小、內向，想要改變卻無能為力，每次下班回家，開電動車開得很快，很匆忙的樣子。到家後腦子裡有點亂的感覺，愛照鏡子，有點自戀加自卑的感覺。【評價是自己給自己的，外界不能增一分，也不能減一分。】【是由於「自卑」，所以歸因到「痣」上，這是錯誤的歸因。】【接納自己現在的狀態吧，做「真實的自己」吧！】

去年九月份，我媽逼我去做全身體檢（她都是聽別人說的）。到了那裡，那個醫生看我沒精神的樣子，就說我沒病，回家每天敲什麼穴位、跑步，去找工作，還有要去把這顆痣點了。我說點了兩次沒有點掉。醫生說自己臉上的痣也是點了三四次才點掉的。後來還篩選了些專案做了檢查，回到家後我說要去點痣，而我媽每次都說些迷信的，身體先看好再說。【為何一定要你媽同意呢？】

今年二月份，不顧她的反對，自己去點了一次，那個醫生說讓我點了要連著點。時間長了沒點乾淨，點了回到家又跟她吵了一頓。那次點了之後還有一點點沒乾淨，本來一個月之後就可以再去了，到現在還沒有去。【或許身體的不適，與這些「暗示」言行有關。】

四月三十日的記錄：

在家時間長了，沒有工作，感覺他們有些焦躁。待在家裡怕他們說我，比如我在樓上，我媽突然上樓，我就擔心她又要說我怎麼怎麼了。【雙方都焦躁了吧！】

看到馬路上許多名車，這幾年旁邊造了許多漂亮的房子，就在想這七八年來變化太大了，有點接受不了，羨慕別人的好，而我們這些外地的租房子住，打工賺不了多少錢。

【不出去的背後可能與自卑有關，也與害怕成長有關。像《神隱少女》裡的主角一樣地生活、工作吧，羨慕並沒有用，做真實的自己吧！】

老家的房子已有十多年沒回去住了。那時他們在家沒地方去，看到別人在這裡種蔬菜不錯，這一種就是十多年。所以我小學六年級開始就在目前這個城市了，工作也是。工作三四年基本上一年換一次地方，基本上都是因為太累，休息天太少，一個月才兩天左右休息時間，而且是體力活，我身體又瘦，主要還有工資覺得太低。認為自己還是比較能吃苦的，相比起本地的同齡人。工廠裡的工人大部分都是外省的，他們很能吃苦，本地人不多，可能是因為環境的關係，本地的年輕人願意在工廠上班的很少。【還是「觀念」問題，靠自己的勞動，把自己養活，這就是人的「尊嚴」。】

一些同學也都轉行了，時間長了，我也厭倦了，不想幹了，想換別的。但做別的又沒經驗，迷茫，又只好去做回這個數控工作。所以上班期間都不是快樂的，做這個每天傻傻地幹活，感覺自己像個機器人一樣。交不了幾個朋友，在廠裡有幾個認識的也聊不到一起。幾乎每天都是在那工作，很少接觸朋友，心裡早就厭倦了這樣的生活，可又不知道去做什麼。【讀讀《走進天堂的門票》，保持「平常心」，首先接納真實的自己。】

但我媽認為我比較內向，目前工作比較好，想讓我在工廠裡時間一直做下去，時間長了，工資慢慢漲上去，再在廠裡交個朋友。她老說別人家孩子工作怎麼好了，人怎麼好了，希望我

也這樣，我聽了心裡都有點壓力。【先把自己養活吧，獨立之後就會相對自主。】

二〇一三年下半年拿到了駕照，就想著買車，好想有車開。想跟家裡借個幾萬，可是當時家裡那邊要搞民宿，聽別人說有前景，他們也想搞，可以找鎮裡合作貸款，就這樣貸了十多萬裝修、買電器，也向我借了兩萬。本來想買車，因為剛開起來生意不是很好，後來還貼了些錢進去。想著要是沒搞民宿多好啊。看著同學買車，街上的車來車往，自己經常上網看車，只是積蓄不夠，家裡沒錢。【有實力才有魅力！】

【行動比「想」有效，「想」是很耗「精力」的。】

五月一日

怕別人說我這麼長時間了還不去工作，怕別人說我瘦，像個小孩子一樣，怕一個人去剪頭髮，怕被別人瞧不起。【「萬法唯心造」！】

今天早上，幫家裡整理蔬菜拿去賣，快要整理好的時候，因為是放在馬路旁邊整理的，那馬路只夠一輛車子開過去。後來一輛車子開過來，被擋住了，就一直按喇叭。我心想趕緊挪開竹筐讓他過去，感覺自己低人一等的樣子。【需要「正念」了。】挪開後他開過來，因為技術不好，一側還空很多，另一側擦到籮筐了。叔叔和媽媽他們說他技術不好，技術好的話一下子開過去了。我說他車子剛買的，技術不好。旁邊也是種蔬菜的鄰居過來幫忙，還說了句「誰知道車是不是舊的買過來的」，大概這麼個意思，說自己女兒車買來四年了。很乾淨，看起來還是新的一樣。

從此，我明白了，不要把別人想得太好或太差，也不要把自己想得太好或太差，因為大家都是平凡的普通人，都是平等的。【是啊，「萬法唯心造」！】

【去「感覺」自己的這種「感覺」，「體驗著自己的感受」。及時把念頭拉回來。】

五月二日

這幾天老想起心理醫生跟我說的幾句話，想著自己該怎麼去學他們怎樣去生活。看了幾部電影，老去想告訴我們什麼道理，結果身體這幾天又變得難受。前面寫日記也是想著身體，想著為什麼想了會這麼難受。【「無心道易尋」！】

做完一件事情，就會不由自主地用腦袋去想做了什麼、什麼過程，還有什麼沒有做的，好像是心裡缺乏安全感。【是的，您有些不敢做真實的自己。】比如看牙齒，看好了走出來要回家了，可心裡卻想著還有什麼沒有完成的，有什麼忘在那裡的，有時還會回想過程，回想發生了什麼。【減少用「腦」「想」，多用「心」去「體驗」，多用「行動」「做事」。】

五月五日

今天上午，幫忙整理蔬菜，因為比較多，同鄉的過來一起幫忙。他說去年的時候也來這裡幫忙，這裡湖邊的桑葚也熟了。他說到「去年這個時候」，我就會去想去年這個時候我在幹嘛，

想到那時自己。【「安住當下」！】

有時會計畫好接下來要做哪些事情，然後會想著計畫好的事。【需要加強「正念」練習！】

五月二十七日第五次就診

來訪者說已能堅持「正念」訓練，並能去體驗；已外出工作一週，做老本行模具方面的工作，開始時把一個工具弄壞了，但並沒有非常恐懼，打算從零開始；先養活自己，然後如果有可能，再做自己喜歡的事；身體有些累，但能堅持，腸胃功能已不是問題了。

處理：（1）肯定來訪者的進步，並鼓勵其繼續「忍受痛苦、為所當為」；（2）「寬恕冥想」訓練，與心靈深處的重要人物「和解」；（3）觀看電影《碧海藍天》。

六月十日第六次就診

仍在堅持工作，雖然會有一些心煩，也會偶爾出現身體上的不舒服，但沒有一開始那麼「厲害」，能夠自然地去應對這些「麻煩」。與家裡人相處比以前順利。對電影《碧海藍天》中的兩段臺詞印象深刻：

你知道怎麼才會遇見美人魚嗎？要游到海底，那裡的海更藍，在那裡藍天變成了回憶，躺在寂靜中，你決定留在那裡，抱著必死的決心，美人魚才會出現。她們來問候你，考驗你的愛。如果你的愛夠真誠，夠純潔，她們就會接受你，然後永遠地帶你走……。

「潛水痛苦嗎？」

「很痛苦。」

「為什麼你還要潛水呢？」

「潛水的痛苦在於，當我身處海底時，會找不到讓自己浮出水面的理由。」

處理：（1）「慈悲冥想」訓練；（2）探討「如何做真實的自己」；（3）觀看電影《推銷員之死》。

六月二十四日第七次就診

工作適應得良好，體重比就診前長了三公斤，現在不管是酸的、辣的都能吃了，腸胃也沒那麼嬌嫩了；一直堅持「觀呼吸」、「觀軀體」、「觀情緒」等訓練，並堅持實踐日常生活禪修；看完《推銷員之死》，明白了一個道理：「有夢是好的，但是也要勇敢地面對自己的平凡。」

至此，系統治療結束，叮嚀他堅持「正念」練習，並把這些方法融入生活。

二、小結

該來訪者臨床被診斷為身體症狀疾患，由於醫患雙方均對其心理方面的原因認識不足，進行了兩年多的藥物治療，花了大量的錢不說，還對身體造成不少危害。

就我們臨床所見，許多身體症狀疾患者反覆就診於消化內科、神經內科、中醫科等科別，各種理化檢查沒有明顯異常，但他們仍堅信自己患有軀體方面的疾病。他們往往會因為「吃藥總比不吃藥好」的理念而進行長期的藥物治療，有些來訪者為了能長期治療而透過「特殊」途徑辦理了「特殊病種」，達到了禪學中的「癡」的地步。

對這類來訪者傳統的心理治療往往費時又費力，而「禪療」相對適合，並且容易操作。如果來訪者堅持「自我訓練」，其病痛往往會在不知不覺中「消失『進』生活」。

情緒低落的唐女士

一、治療及成長經歷

女，三十四歲，因情緒低落、容易緊張三年，近一個月情況加重。在妹妹陪伴下於二〇一六年二月二十六日前來就診。

三年來無明顯誘因下開始情緒低落、容易緊張、莫名地擔心，不想與人交往，伴胸悶、心慌，容易受到驚嚇，睡眠淺，容易醒，醒後難以再入睡，心煩，頭腦裡不時出現「做人沒意思」等念頭。家裡開工廠，是主要管理人員，平時比較操勞。最近一個月上述症狀惡化，不時以淚洗面，聽到電話就緊張，有時會肢體發麻，難受的時候會咬自己，把自己悶在被子裡。興趣下降，注意力不集中。怕冷，有坐立不安感，感覺「壓力大」。否認自殺行為。月經不規則。

平素體健。性格內向，有一妹妹，個體戶，高中教育程度，育有一子。

父親有「抑鬱症」史。

精神檢查：神清，儀表整，定向完整，顯得煩燥，表情抑鬱，心情低落，思維遲緩，意志活動減退，存在消極觀念，未引出幻覺、妄想等精神病性症狀，自知力尚存。

心理評估：（1）九十項症狀清單：總分為 297 分，總均分為 3.3 分，其中軀體化、人際關係、抑鬱、焦慮、偏執因數分為重，強迫狀態、敵對、其它專案因數分為中，恐怖、精神病性因數分均為輕。（2）心理健康測查表：軀體化因數分86分，抑鬱因數分79分，焦慮因數分77分，病態人格因數分67分，疑心因數分69分，脫離現實因數分62分，為12／21模式（易緊張、心神不定、悶悶不樂，自我意識較強，處事優柔寡斷，過於介意別人對自己的看法）。（3）焦慮自評量表：68.75分，有中度焦慮症狀。（4）抑鬱自評量表：77.5分，有重度抑鬱症狀。

軀體檢查：心電圖、腦電圖、甲狀腺功能、血常規、生化檢查無殊。

診斷：抑鬱障礙。

處理：（1）支持性心理治療，「漸進性放鬆訓練」（建議每天至少訓練兩次，每次至少二十分鐘）；（2）抗抑鬱藥物治療：草酸艾司西酞普蘭片（來士普）：一到四天5mgqd，第五天開始10mgqd；（3）告知家屬注意患者安全及藥物管理。

三月二十三日第二次就診：

自我感覺病情改善3分（共10分）左右，目前以「休息」為主，堅持放鬆訓練。就診時交談較第一次順利，顯示了對治療的信心，但害怕會藥物依賴。希望早日治好，「廠裡少不了自己」。

處理：（1）探討禪學「平常心」、「去我執」、「日日是好日」等理念，提供魯米的詩《客房》；（2）「觀呼吸」訓練和「正念走路」訓練，每天至少練習兩次，每次至少十五分鐘；（3）觀看電影《神隱少女》；（4）草酸艾司西酞普蘭片加用至15mgqd；（5）記日記、成長史和夢。

四月十五日第三次就診：

總體情況改善至5分左右。去廠裡時會出現一些不舒服，「以前工作的事情又回到腦中」，「要處理事情就感到心煩」，「出去玩心情會好些」。擔心家人說自己是懶病。「觀呼吸訓練」和「正念走路訓練」做得比較順利，能幫助自己緩解不適。

處理：（1）藥物治療同前；（2）探討「應無所住而生其心」以及「心無掛礙，無掛礙故，無有恐怖」等禪學格言；（3）「觀軀體感受」訓練、「正念進食」訓練、日常生活的正念修習；（4）觀看電影《黑天鵝》和《野孩子／野蠻公主》；（5）探討日記內容。

下文是其日記摘要：

三月二十四日

昨天感冒了，現在喉嚨痛，感覺很累，一直覺得很困，就睡了一下。睡覺時好像不能完全熟睡，胸口覺得有點悶。【您以前把身體當「驢」使了，現在擁抱它一下，「餓了吃飯，睏了睡覺」！】

下午三點鐘去接小孩，回來後跟姑姑一起去田裡摘花草。看到田裡一片綠油油的，感覺挺舒服的。摘的時候也挺起勁的，一心一意地挑，人也輕鬆了許多。【這就是正念，去擁抱生活吧！】

總的來說，今天又是不錯的一天。【「日日是好日」，但請不以情緒和症狀為標準。】

三月二十七日

早上睡醒後，不知為什麼心裡感覺有點恐慌，有點害怕，使勁調整呼吸，安慰自己不要這樣。大概過了一個多小時，心情漸漸平復，然後給家人和自己做了早餐，吃完後做了一下家務。【不問原因，去擁抱感受。】

下午，又和親戚出去到田裡去摘了花草，回來後又和她聊了聊我的病情，晒了晒太陽，一整天就這樣過去了，感覺挺好的。【不問症狀，去探索其背後的生命意義！】

三月二十八日

陽光明媚，和姑姑爬山。好久沒去爬了，感覺腳很重，但還是堅持爬到了山頂，站在山頂朝遠處眺望，感覺心曠神怡。回來後，喝了點熱開水，然後開始做冥想，冥想過程中還是會經常分神，但比剛開始好像好了一點了。【「分神」是正常的，只要不「跟著感覺走」和「抗拒感覺」就好！】

本來和家人約好下午去公司一下，可是心裡卻有不想去的念頭。然後想著推遲點去，後來還是沒去。每次想到要去公司上班，心情就變得緊張，不知道什麼時候才不會這樣，鬱悶……。【或許是內心（潛意識）裡的另一個自己不喜歡做「女強人」，而只想著做個「女人」；也可

能是公司裡存在讓您討厭的人或事。那就去探索一下，先聽聽內心深處的聲音！】

三月三十日

坐動車去上海，在車上想了好多事情。原來會老想一些負面的東西，現在每天都在變少，覺得自己開始病情好轉了。【減少用「腦」思考，增加用「心」體驗！】

在上海看了中醫，醫生說我是身體太虛了，然後開了調理的藥方。自己也這麼覺得，最近這幾年身體好像差了很多，希望能有效果。【「虛」是文化上的概念，不可輕信，您主要是「心」累了，因為您一直把「真我」壓制得太深，把全部力量放在廠裡，而忽略了真實自己的存在。】

四月一日

今天爬山了，回來後開始做冥想，不知為什麼每次冥想完後，就要睡覺，睡得還很香。隨著冥想的次數增加，現在冥想比剛開始分神的次數少了一點了，時間間隔長了。【或許您平常神經繃得太緊，生活需要張—弛結合。這就是建議您練習「正念」的部分原因。】

四月四日

清明節，掃墓結束後，和丈夫的二姐去挖筍，挖筍的時候挺開心的，好像很長時間沒有這麼開心了。【就這麼每天留點時間給自己，與心靈好好相處，去過「真實的生活」，體驗

「存在」。】

四月六日

剛覺得心情還不錯，現在又變差了。爸爸說身體不好要去上海檢查，媽媽說她也要去。我就問她去看什麼，結果媽媽說我們姐妹都不關心她。我解釋說你去看什麼科，我好先掛號，她就說了一大堆我們不關心她的話，我又鬱悶了，沉默著不說話，過了一會兒就回家了。【看來生病有時是種心理需求！】【當情緒被外界左右了，請及時回到「呼吸」上，去覺知自己的感受！】

四月十一日

今天去了公司一趟，丈夫待了不到一個小時就去外地了，我就繼續在公司。有員工過來跟我反映了各式各樣的公司的情況，我的心情又開始微微發生了變化。我感覺我的心臟又開始緊張起來。晚上回到家裡，心又開始緊緊的，胃也覺得脹脹的，莫名其妙地覺得恐慌。這時小孩過來纏著我下棋，下著下著，這種感覺才覺得好一點。【承認人的脆弱了吧？去擁抱這種感覺。】

當感到胸悶悶的時候，我嘗試著看了一下《與自己和解：包祖曉醫師教你換位思考，重新擁抱自己，找回身心靈的平靜與健康》，開始「觀呼吸」冥想。冥想過程中每次呼吸大概三四次時就會分神，雜七雜八的事情會出現在腦海裡，想著想著感覺會很困，有時候就睡著了。有

時睡醒了，看著窗外的綠葉，悶的感覺消失了，覺得眼前的景色看在眼裡亮了很多。【只是「如實地去覺知」就好！】

五月十三日第四次就診

「症狀」繼續改善至7分左右，已能體會到日常生活中的正念。觀看電影《黑天鵝》收穫很大：一直來自己就像影片中的「白天鵝」那樣地追求完美，為別人活著，從沒為自己活著；對電影《野蠻公主》中摘下「面具」、過真誠的生活頗多感觸。

處理：（1）藥物治療同前；（2）探討「放下」、「當下」、「無住」等禪學理念；（3）「觀念頭」訓練和「正念地傾聽」訓練；（4）觀看電影《時時刻刻》；（5）記錄所做的夢；（6）探討日記內容。

下文是部分日記摘要：

四月十八日

本打算今天還要去公司，可是覺得害怕，想著上午先調整一下心情，下午再去，可是到了下午還是拖拖拉拉地沒有去。【是在逃避著什麼嗎？去探索一下。】

今天出現了一個好長時間都沒有出現過的念頭。閉上眼睛時，出現了非常晴朗的星空，天空黑黑的，上面都是一顆顆特別明亮的星星，風輕輕地吹在我的臉上，非常舒服，就像回到了小時候，躺在家裡的屋頂上，無憂無慮地看著滿天的星星。然後，一個念頭就出現了，覺得此刻能在這種環境中舒服地死去就好了。睜開眼睛，告訴自己不能這樣想，又想著難道這段時間會好一點是因為沒有去上班，是逃避現實的結果？一去處理事情，原先的不安、不舒服又慢慢地冒出來了，我害怕了……。【沒必要逃避那種感覺和想法，它只是潛意識中的一些內容，需要去擁抱和整合。】

【或許原來的生活讓您體驗不到「存在感」了，去體驗，去審察「潛意識」裡的空間。】

四月二十二日

早上醒來後，看著丈夫的臉，想著他每天忙進忙出，想著公公婆婆也忙忙碌碌的，而我卻什麼也幹不了，心揪了一把，覺得呼吸也變得難受，很內疚。【您的完美主義在作祟！】以為自己經過這段時間的治療，有很大的轉變，能完全好起來，可前兩天的事情又讓我徹底灰心了。我在想著什麼時候才能好，才能恢復正常，會不會永遠都好不了了，我又開始惴惴不安。【人本來就是脆弱的，去感受這些生活吧。】

這幾天都在胡思亂想。想起了媽媽那天跟我說的那些話，其實我一直是一個誰有事找我，我會馬上就去幫忙的人，但平時我也不會刻意去特別關心別人，加上最近生病，因為不想讓父母擔心，所以也一直瞞著他們。【或許您一直都沒有在為自己而活！】

【原來的生活方式為您帶來了不少痛苦。抑鬱症狀或許是在提醒您，生活方式需要適當調整。原來的生活（解決問題模式）讓您找不到「自我感」、「存在感」，生病後（存在模式）讓您體驗到了真實的生活、真實的我以及「存在感」，這是不錯的收穫。】

【傾聽內心的聲音，做真實的自己吧，首先為自己而活，然後再是考慮他人，正所謂「利己利他」和「愛人如己」。】

五月十一日

今天看了一部電影《野蠻公主》：女主角一開始是帶著面具在生活，她不斷搞破壞都不是因為她真正的本性，而是因為她的媽媽去世後，把傷痛埋藏在心底，然後做一些叛逆的事情，為了引起爸爸的注意。包括寄宿在學校，一開始還是帶著面具和室友們相處，一副公主的派頭，但漸漸地，因為她的室友們友善地待她，她也開始敞開心扉，慢慢地一點一點卸下她的偽裝，真正地跟室友們成為了好朋友。【這就是禪學中的「直心」！】

這裡，我覺得自己要向她學習，我平常跟人相處時總是帶著一副面具，展現出來的都不是真正的自己，很少跟人交心，想想如果不真實地對待別人，別人怎麼可能真誠地對待你呢？【是啊！真誠的生活太重要了！】

五月十二日

五月以來的生活都還算順利，而在昨天早上又開始突然傷心得很，眼淚流個不停。想著家裡的工廠正在轉型期間，自己卻幫不上忙，心裡更加傷心了。丈夫問我怎麼了，我哭得更傷心，然後竟然嚎啕大哭。他不停地安慰我說一切都會好起來的，不要太擔心。哭了好一會兒，心裡漸漸放鬆下來，心情平復了許多。想想我以前肯定會一個人悶著頭默默哭泣，像這樣嚎啕大哭一般很少。哭完後也不會像這次這樣沒一會兒心情就恢復了平靜。這算不算也是病情有所好轉了呢？**【或許是這樣！百丈懷海禪師被馬祖大師扭鼻痛哭後悟了道，請繼續正念地生活吧！】**

六月十日第五次就診

整體狀況平穩，感到病情恢復至8分左右，有一次夢到公司與家裡時哭了一次，「亂想」時間很少。覺得像《野蠻公主》中的女主角那樣做「真實的自己」很重要，否則就容易像《時時刻刻》中的主角因體驗不到「存在感」而選擇自殺。「現在已不會因不去公司而內疚了」，「首先得為自己而活」。已自行把藥物減少到每天一片，未見明顯不適。

處理：（1）繼續草酸艾司西酞普蘭片10mgqd；（2）「觀情緒」訓練；（3）探討存在的意義、自由等方面的主題；（4）觀看電影《彗星美人》；（5）探討日記內容。

下文是部分日記摘要：

五月十九日

昨晚做了一個夢，夢到了小學時的一個同學，那時我們是好朋友，幾乎每天都在一起玩，一起做作業，我們還去桂花樹下撿落下的桂花。忽然，夢裡變成了初中畢業後，她考上了市里的重點中學，接下來就模模糊糊的夢境了。【或許這就是您一直在公司「拼命」的潛在原因？去探索一下。】

五月二十日

昨晚的夢：雙腳不停地踩呀踩，然後就升到天上去了，在雲中穿梭，本來挺舒服的，突然往下掉，使勁地踩也沒用，還是不停地往下掉。下面是可怕的蛇窟，驚醒了。【向「潛意識」旅行吧，或許已開始了。】

五月二十四日

昨晚的夢：夢見一個女孩，好像是我，又好像不是我。她是一個很乖很聽話的女孩，在學校裡上學，然後她去了一家店裡買東西，買了兩支藍色的筆，看到一支粉紅色的筆也很喜歡，但媽媽說只能買兩支藍色的。她糾結了半天，旁邊的同學說多買一支也沒關係。最後還是沒買，突然出現了一隻章魚大怪物，把她的同學吸走了。夢醒。

想想夢境裡的女孩，也不知道怎麼會做這麼奇怪的夢。【這些都是自己心底的成分，「媽媽」是「意識中」「道德化」的「我」，「女孩」是「潛意識中的我」，兩者需要「和解」。】

六月五日

昨晚的夢：和丈夫兩個人去了一家很大的工廠採購物品，物品很暢銷，來的人很多，隊伍排得很長。然後快排到我們的時候說今天到此結束了。丈夫讓我去說說，我說我又沒有什麼辦法，你自己去說吧。然後這樣推來推去的，突然樓梯塌了，我直接往下掉，夢驚醒了。【「兩個自己」還沒有「和解」，一個「很積極」，一個「想偷一下懶」。】

六月八日

昨晚的夢：昨天晚上打掃了環境，竟然夜裡做了一個打掃的夢。夢到床底下很髒，裡面都是垃圾。我的床本來是很矮的，不知為什麼卻突然變高了，然後人鑽進去把垃圾都掃了出來，接下來的夢便停止了。【這個夢是您走入潛意識的象徵，您的心門已經打開，值得祝賀！】【人的心底也有「髒」的成分，我們掩蓋不了，但可以把它拿出來見陽光。】

七月八日第六次就診

偶爾出現胸悶、不適，做正念練習後可以自行緩解。在公司「仍會觸景生情」，已經不會逃避痛苦的感覺，遇到難受時會主動去做「觀情緒訓練」。看完電影《彗星美人》後對禪學中的「無我」的理解比較深刻，認為「人不能被外在的東西束縛住」，「生命的真諦是真誠地生活和處事」。

處理：（1）心理評估：①九十項症狀清單：總分為203分，總均分為2.26分，其中強迫狀態、人際關係、抑鬱因數分為中，其餘因數分為輕。②心理健康測查表：抑鬱因數分為66分，焦慮因數分為66分，病態人格因數分為67分，為34／43模式，提示焦慮，緊張，行為偏離。兩項評估結果均較初診時的分值明顯下降。（2）「探索困難」冥想；（3）觀看電影《凡夫俗女》；（4）繼續草酸艾司西酞普蘭片10 mgqd；（5）探討日記內容。

下文是部分日記摘要：

六月十二日

今天早上公公和丈夫因意見不合，兩個人在辦公室吵了起來，我也懶得去理會，收拾了一下，提前走了。今天感覺有點不好，總覺得有什麼東西擱在心裡，又說不上來。看看明天這種感覺能否消失掉。

【先去旁觀一下自己的感覺；難受時何不去探索一下？以前不想去公司的想法跟內心不願見到他們有關嗎？】

六月十三日

昨晚亂七八糟地做了好幾個夢。夢到小孩寫作業，在做一張試卷，寫好了我再去檢查，發現大部分都空在那裡，要讓我自己補上，小孩卻跑了，使勁喊卻不理我。突然夢境轉到我和家裡人去一個地方旅遊，住到了一家酒店裡，第二天起來發現下大雨了，很大，前面馬路很快就積水了。這時，夢又轉到了另一個場景，變成我姑姑去賣菜，但菜卻被隔壁的人偷偷拿走了。之後一些夢的場景記不清了。

今天多做了幾次冥想練習，覺得做完之後心裡舒服多了。【您已開始向「潛意識」旅行了！繼續正念訓練吧！】

六月十四日

今天有點胸口堵，躺一躺還是有不舒服。因為晚上有姐妹過來吃飯，飯菜做得特別認真。晚上發現胸口那緊悶的感覺比前兩天好多了。這可能是我潛意識裡還是會擔心這擔心那的緣故吧。回想著，或許是晚飯期間我把注意力都集中在飯菜上了，反而心裡舒服了。【專注於生活就好！真誠地生活吧。】

六月十六日

感覺自己在進步，以前心裡壓抑的感覺在慢慢地好轉，慶幸自己雖然前陣子心裡都不是很舒服，但思想負擔不會像以前那樣一直鑽在一個問題上。那是叫人發瘋的節奏，若從事一些體力勞動會得到舒坦。【繼續探索自己的內心。】

六月二十二日

有時候喜歡獨處不想多說話，跟姑姑出門，她一路上說個不停，我聽到有點反感，又不好意思說。後來就說想睡覺，她才停下來。也不是說對她反感，就是不想說話，不想回答。【「獨處」不是什麼壞事。不想聽到一些聲音，那就練習「聲音與思維」的正念。】

六月二十九日

想想自己最近的情況，病情應該是比以前好轉了。自從生病以後，丈夫對我包容了許多，挺謝謝他的。最近睡眠也比以前好了許多。

【更重要的是得自己包容自己。】

七月六日

昨天去公司，公公又在公司發脾氣，把全廠的人都罵遍了。下班後感覺挺煩的，就懶得回家做飯，去了爸爸媽媽那裡吃飯，之後還去了廣場走走，心情比白天好多了。今天早上起來時，昨天的壞心情全都沒了，如果是以前，肯定會不高興好幾天。

帶著孩子去公司，順便督促不太愛讀書的孩子做暑假作業，這也是我的煩惱之一。而丈夫又來電話說還要四五天才能回來。換做是之前的自己，這些都會覺得不開心，但這次卻是很平靜。【這就是正念，這就是真誠的生活，這就是「存在體驗」！祝賀您！繼續吧！】

七月七日

今天做完冥想之後想起了小時候。

讀幼稚園前的記憶：

那時候的事情基本上沒有什麼特別多的記憶，只記得那時候經常會感冒、發燒，然後媽媽就帶著我常常往醫院跑。那時候爸爸已經開始跟別人開工廠了，家裡生活條件雖然不是特別富裕，但也沒有什麼窮的概念。吃的、穿的都不用去愁。在我們周圍這一帶算是比較好的。

我有四個姑姑，第三個和第四個對我特別好，整天帶著我，有什麼好吃的，好玩的都先讓我，可能我是家裡第一個出生的。

對幼稚園前的事情記憶就只有這些。【老大「愛操心」？】

小學時候的記憶：

上小學時我是家裡的小公主，因為那時我學習表現很好，經常考到前三名，然後每個學期都是模範生。那時候我的老師幾乎都很喜歡我，然後也是同學中的頭頭。是班級裡的副班長，那時經常放學或者週末時帶著一大幫同學去玩。跟現在很不一樣。現在如果跟很多人去玩總有拘束的感覺，總覺得很彆扭，不知道該和大家說些什麼。那時候完全不是這樣的，跟別人相處起來都是遊刃有餘的。那時爸爸就在做生意了，我最害怕的人就是爸爸，他眼睛一瞪，我就一聲也不敢吭了。總之，小時候我是一個挺會玩的人。

【內化了的自己。意識裡的我不斷讓自己「能幹」、「完美」、「有面子」，可是潛意識裡的另一個自己是「想玩」、「快樂」、「做個真實的自己」的。】

中學時期：

因為理科學得不是太好，所以綜合分沒有以前那樣好了。家裡爸爸媽媽開始經常吵架，有時候看到他們吵，我就不想待在家裡，喜歡住到奶奶或者姑姑家。漸漸地，我沒有了小學時那種特優越的感覺，但也還好，那時交往的同學、好朋友也挺多的，經常一起出去玩。不像現在這種人太多的場合，就感到不自在。那時也挺怕我爸爸的，但我很倔。爸爸對妹妹比較好，因為妹妹性格像男孩子。有一次不知道什麼事，反正是因為妹妹，爸爸打了我，我差不多一年沒有喊過他。【「內化的」「老大」的擔心。您努力工作、做事，與潛意識害怕「失去」「地位」有關？不妨探索一下。】

八月十日第七次就診

自覺已恢復正常，並已把草酸艾司西酞普蘭片減到每天 5 mg，未出現明顯的不適。正念練習在規律地進行。認為自己已脫胎換骨了，差不多做到了「饑來吃飯，睏來即眠」。已規律地在公司上班，聽到丈夫和公公吵架已不會難受，對自己處理不了的事不會硬扛，而主動找丈夫處理。本週還駁斥了一項公公的不合理決定（以前從來是不敢的），在內心上與婆婆的關係也親密了起來。

處理：（1）心理評估：①抑鬱自評量表：無抑鬱症狀；②焦慮自評量表：無焦慮症狀；③明尼蘇達多項人格測驗：校正分為61分，其餘因數分未見異常。（2）繼續上述正念練習和正念生活；（3）因家住得比較遠，以後在當地醫院配藥，透過訊息或電子信箱進行隨訪。

以下是部分日記摘要：

七月十一日

早上帶著孩子去吃了早飯後，一起去公司上班，自從得病後辦公室徵了兩個人分擔了我大部分的工作，所以有時候去也不是太忙。聽她們彙報了一下工作，交代一下她們處理不了的事。下午睡完午覺後帶著小孩去公司。現在基本上每天都要睡午覺。以前工作很忙，可能壓力太大每天半夜兩三點鐘就睡不著了，早上六點多要起床準備送孩子上學，可那時候是又想睡的時候，就這樣開始了一天的頭痛、眼痛，反正全身都會有不舒服。到後來眼壓開始升高，看不見東西，幾乎每個月都會有一兩次，過了幾個月後又得了慢性蕁麻疹。以前想要午睡也基本上沒時間，都是硬撐著不睡。晚上還要監督孩子寫作業，因為他不太愛學習，性格又很倔強，所以帶他挺累的。【身體早就給您發出警報了，只是您一直沒重視。】

現在想想我以前基本上每天的神經都是緊繃的。現在改善了許多，人也慢慢地開始輕鬆下來。前兩三年很久沒有那種發自內心的舒心了，以前是有時臉上在笑，但心裡面會始終有壓抑、不舒服的感覺。最近開始好像有以前那種正常的感覺了，開心時就是開心，不開心時就是不開心。【這就是「直心」、「平常心」的精髓！祝賀您回到了存在意義上「人」的角色！】

七月十六日

昨晚做了一個夢，夢見孩子的數學作業不知為什麼每隔幾頁就被我寫了日記，然後我很著急不知怎麼會這樣，然後就醒了。

今早吃完飯後去公司上班，看見公公和老公正在吵架，吵得很凶。他們由於意見不合，經常吵架，老公請公公幫他看一下公司就好，但是公公什麼都要管。老公走出去了，公公又對我發火。以前我總是忍過就算了，今天不知道為什麼突然脾氣一上，回了嘴，他愣了一下轉身走了。我也倍感輕鬆，可能以前壓抑地太久了，每次無緣無故地被他發火，總是想著他是長輩，忍忍就算了。【合理的憤怒，很好！您開始做真實的自己了，值得祝賀！】

七月十八日

今天去公司上班時，公公主動叫了我。我想想妹妹說的一句話「要學會說『不』，不能一味地去迎合別人，有時候也要學會拒絕別人」挺對的。我想以前總是遇到一些其實不用去做也沒關係的事情，又總是不好意思去拒絕，然後硬著頭皮去做，心理又不情願。【是啊！只要繼

續如此地工作和生活，身心自然安康。】

七月二十一日

今天早早地起床了，準時去公司上班，挺忙的，跟老公談工作時有點意見不同，兩個人辯了起來。後來想想，如果是以前我們吵了幾句我會控制不住地生好幾天悶氣，今天事情過後一會兒，我的心情就平靜了。晚上全家人一起去遊樂場玩，輕鬆一下，白天煩惱的事情基本上都沒有再想起。【這就是「禪學智慧」！請繼續堅持「正念禪修」練習！】

七月二十六日

今天公司放假，早上送婆婆去老家辦點事情，一路上我們說了挺多話。以前我很少單獨跟她說這麼多話，雖然我們一起生活了十多年，但我總是和他們親近不了，總覺得有一種隔閡在那裡。平時我們也沒什麼摩擦，應該是我性格的原因，有小衝突我們也會互相遷就。可能最近病情好轉了吧。一路上我們交談得挺開心的。【表面的相敬如賓毫無意義，您這是真誠的人際關係。祝賀您，您已經康復了！請繼續過「禪意的生活」。】

二、小結

該來訪者是心境障礙，存在消極觀念，出於安全考慮，先以藥物治療為主，在病情有所改善後再結合「禪療」。作者體會，在心理患疾的治療過程中，藥物與心理治療的關係有如「游泳圈」與「學游泳的行動」。

正如本例來訪者的治療過程所示，如果沒有抗抑鬱藥，「禪療」實踐有可能會出現不順利；同樣，如果光靠藥物治療，她是不可能擺脫完美主義的，她對基本生命主題和人際關係的體驗難以發生實質的改變。

總之，不管是精神／心理衛生科工作人員，還是心理患疾來訪者本人，都必須同時關注臨床症狀以及症狀背後的「存有」問題。因為，只有這樣的療癒才是徹底的。

做自己的旁觀者：

用禪的智慧自我療癒

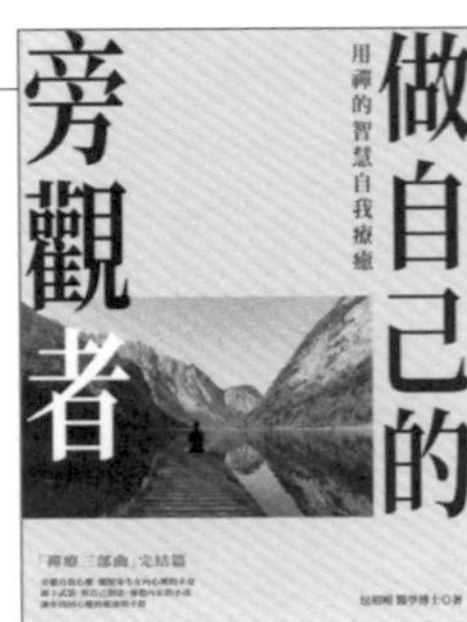

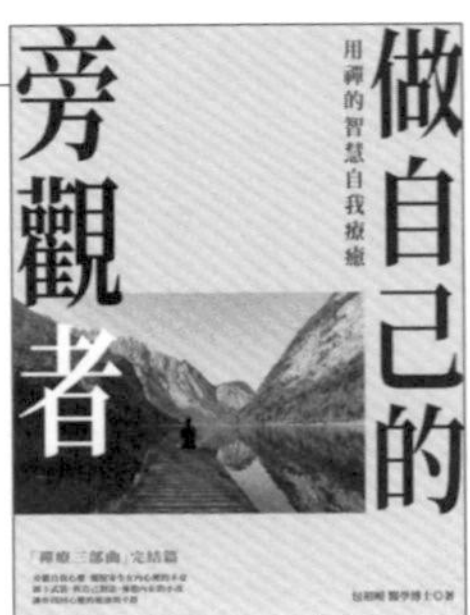

作　　者　包祖曉

發 行 人　林敬彬
主　　編　楊安瑜
編　　輯　鄒宜庭、林奕慈
內頁編排　李偉涵
封面設計　柯俊仰
編輯協力　陳于雯、林裕強

出　　版　大都會文化事業有限公司
發　　行　大都會文化事業有限公司
11051台北市信義區基隆路一段432號4樓之9
讀者服務專線：（02）27235216
讀者服務傳真：（02）27235220
電子郵件信箱：metro@ms21.hinet.net
網　　　址：www.metrobook.com.tw

郵政劃撥　14050529 大都會文化事業有限公司
出版日期　2019年10月初版一刷
定　　價　380元
ＩＳＢＮ　978-986-97711-9-1
書　　號　Health+138

Metropolitan Culture Enterprise Co., Ltd
4F-9, Double Hero Bldg., 432, Keelung Rd., Sec. 1, Taipei 11051, Taiwan
Tel:+886-2-2723-5216　Fax:+886-2-2723-5220
Web-site:www.metrobook.com.tw　E-mail:metro@ms21.hinet.net

◎本書由華夏出版社授權繁體字版之出版發行。

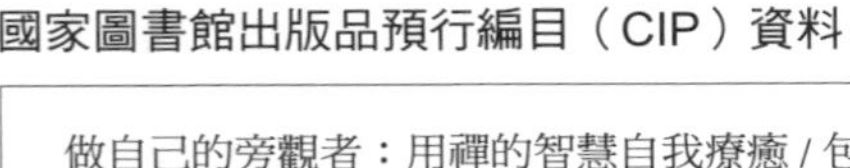

國家圖書館出版品預行編目（CIP）資料

做自己的旁觀者：用禪的智慧自我療癒 / 包祖曉著. -- 初版.
-- 臺北市：大都會文化, 2019.10
336面；17×23公分. --（Health；138）
ISBN 978-986-97711-9-1（平裝）
1.心靈療法　2.靈修
418.98　　108015572

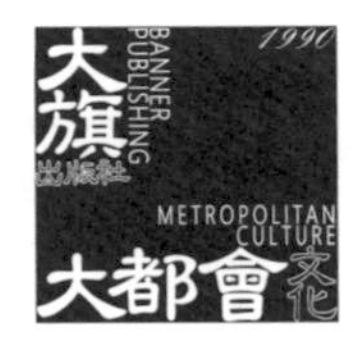

大都會文化 **大都會文化** 讀者服務卡

書名：做自己的旁觀者：用禪的智慧自我療癒

謝謝您選擇了這本書！期待您的支持與建議，讓我們能有更多聯繫與互動的機會。

A. 您在何時購得本書：______年______月______日

B. 您在何處購得本書：___________書店，位於___________（市、縣）

C. 您從哪裡得知本書的消息：

1. □書店 2. □報章雜誌 3. □電台活動 4. □網路資訊

5. □書籤宣傳品等 6. □親友介紹 7. □書評 8. □其他

D. 您購買本書的動機：（可複選）

1. □對主題或內容感興趣 2. □工作需要 3. □生活需要

4. □自我進修 5. □內容為流行熱門話題 6. □其他

E. 您最喜歡本書的：（可複選）

1. □內容題材 2. □字體大小 3. □翻譯文筆 4. □封面 5. □編排方式 6. □其他

F. 您認為本書的封面：1. □非常出色 2. □普通 3. □毫不起眼 4. □其他

G. 您認為本書的編排：1. □非常出色 2. □普通 3. □毫不起眼 4. □其他

H. 您通常以哪些方式購書：（可複選）

1. □逛書店 2. □書展 3. □劃撥郵購 4. □團體訂購 5. □網路購書 6. □其他

I. 您希望我們出版哪類書籍：（可複選）

1. □旅遊 2. □流行文化 3. □生活休閒 4. □美容保養 5. □散文小品

6. □科學新知 7. □藝術音樂 8. □致富理財 9. □工商企管 10. □科幻推理

11. □史地類 12. □勵志傳記 13. □電影小說 14. □語言學習（_____語）

15. □幽默諧趣 16. □其他

J. 您對本書（系）的建議：

____

K. 您對本出版社的建議：

____

讀者小檔案

姓名：______________ 性別：□男 □女 生日：____年____月____日

年齡：□ 20 歲以下 □ 21～30 歲 □ 31～40 歲 □ 41～50 歲 □ 51 歲以上

職業：1. □學生 2. □軍公教 3. □大眾傳播 4. □服務業 5. □金融業 6. □製造業

7. □資訊業 8. □自由業 9. □家管 10. □退休 11. □其他

學歷：□國小或以下 □國中 □高中／高職 □大學／大專 □研究所以上

通訊地址：______________________________

電話：（H）______________（O）______________ 傳真：______________

行動電話：______________ E-Mail：______________

◎謝謝您購買本書，也歡迎您加入我們的會員，請上大都會文化網站 www.metrobook.com.tw 登錄您的資料。您將不定期收到最新圖書優惠資訊和電子報。

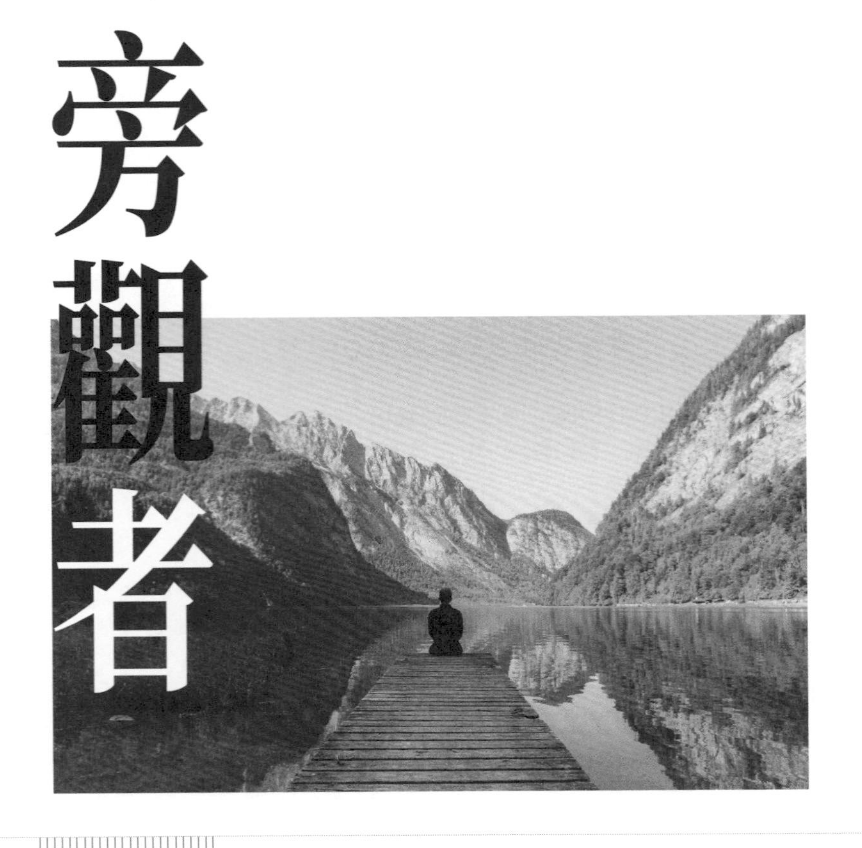

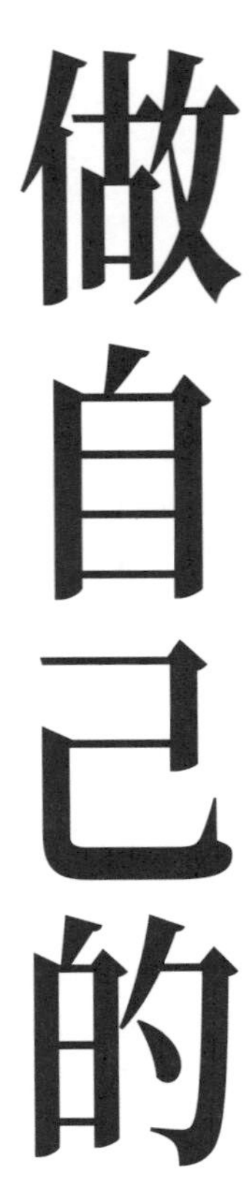

北區郵政管理局
登記證北台字第9125號
免貼郵票

大都會文化事業有限公司

讀　者　服　務　部　　　收

11051 臺北市基隆路一段432號4樓之9

寄回這張服務卡〔免貼郵票〕
您可以：
◎不定期收到最新出版訊息
◎參加各項回饋優惠活動

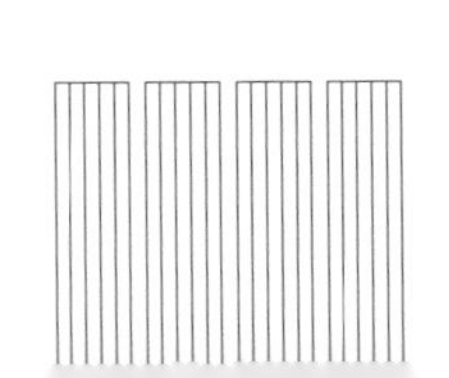

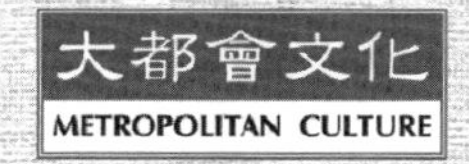
大都會文化
METROPOLITAN CULTURE

大都會文化
METROPOLITAN CULTURE